フローチャート
在宅医療漢方薬

選ばれるクリニックになるために!

著

土倉潤一郎
土倉内科循環器クリニック 院長
漢方専門医・在宅専門医

新見正則
オックスフォード大学 医学博士
だいなリハビリクリニック

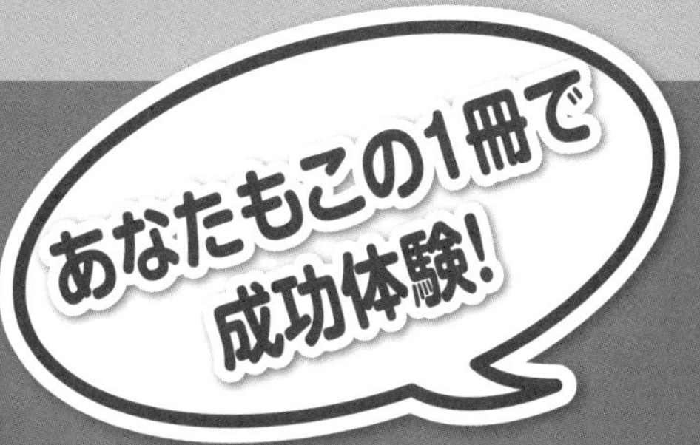

株式会社 新興医学出版社

Flow Chart for Prescription of Kampo Medicine for Home Care Medicine

Masanori Niimi, MD, DPhil, FACS,
Junichiro Dokura, MD

SHINKOH IGAKU SHUPPAN CO. LTD., TOKYO.
Printed & bound in Japan

執筆者一覧

著　者

土倉潤一郎　土倉内科循環器クリニック 院長

新見　正則　オックスフォード大学医学博士，だいなリハビリクリニック，新見正則医院 院長

コラム特別寄稿

中山今日子　薬剤師，漢方 jp 編集長，漢方薬・生薬認定薬剤師，日本フアイア研究会 学術担当理事

はじめに

在宅医療には医師が行う訪問診療と往診，看護師による訪問看護，作業療法士・理学療法士・言語聴覚士による訪問リハビリ，薬剤師による訪問服薬指導などが含まれます．在宅医療を利用して自宅で闘病されている患者さんをサポートするために役に立つ保険適用漢方薬をわかりやすく解説し，そして利用できる書籍になりました．

僕はリハビリクリニックの産業医もやっています．そのリハビリクリニックは僕の大学時代の同級生である院長が黎明期から訪問診療を積極的に行っています．産業医業務の傍ら，院長の在宅診療のお手伝いなども行っています．

そして僕も本日，前期高齢者になりました．高齢者（65歳以上）の人数は2042年にピークを迎えると予想されています．4,000万人弱が高齢者になります．そして毎年150万人前後が亡くなっています．僕が生まれた1959年頃までは自宅で死を迎える人が大半でした．1961年に国民皆保険制度が始まり，徐々に病院で最期を迎える人が増え，最近は8割近い方が病院で亡くなっています．2042年以降は高齢者数が減少に転じると予想されているため，病床を増やして病院で看取るよりも自宅で看取るほうがその後の対応が柔軟に可能だという医療政策的な観点から在宅医療は歓迎されたと思っています．

しかし，ゼロから始まった在宅医療のスタートです．やっと緒に就いたと思っています．ですからいろいろな在宅医療があります．そしていろいろな専門領域の医師が在宅医療に携わっています．いろいろな在宅医療があるなら，そこで漢方薬が活躍する機会もあるだろうと僕は思います．そして漢方薬が本当に役立つなら，多くの医師に浸透していくでしょう．

今回のフローチャートは，麻生飯塚病院で研鑽を積み，「在宅医療で一番漢方薬を使っている」と自負する土倉潤一郎先生にフローチャートを担当していただきました．在宅医療で漢方薬は相当役に立つという実体験に基づいての執筆です．漢方薬の有用性を熱く語っています．是非とも在宅医療の実臨床での魅力を堪能してください．

僕は母を看取った経験とリハビリクリニックでの在宅診療を垣間見ている立場で執筆しました．特に，僕はできるだけフェアな立ち位置で，冷めた目線で執筆しています．そんな著者２人の漢方薬に対する熱量の差を感じながら，みなさんなりの在宅医療の立ち位置で漢方薬を使ってください．

漢方薬は臨床試験を経ずに経験的な有効性から保険適用されました．しかし，臨床試験がなくても上手に使えば有効です．ここでいう「上手に」に古典の読破や漢方診療は実は含まれません．実際に患者さんを診て，困った時に使うことを繰り返すと漢方薬は自然と「上手に」使えるようになるのです．みなさんなりの「上手に」漢方薬を使うヒントに本書がなることを願っています．

漢方薬は必ず役に立ちますよ．それぞれの立場での在宅医療に！

2024 年 2 月 24 日　　新見 正則

本書の使い方

本書は漢方の知識がまったくない方でも読みこなせるように作っています．次のモダン・カンポウの基本にあるように，漢方薬で重篤な副作用は稀です．そして本邦の保険適用漢方製剤は同じものがOTC医薬品として薬局でも売られています．ですから漢方薬の処方に慣れていなくても，漢方薬を処方して問題ありません．

本書で漢方に興味を抱いた方は，ぜひとも『フローチャート漢方薬治療』を読んでください．僕が師匠の松田邦夫先生を徹底的にパクって（TTPして）書き上げたフローチャートシリーズの最初の書籍で，すでに数十回増刷をくり返しています．病院のどこかに何冊か転がっているかもしれません．もしも近くにない場合はご購入ください．松田邦夫先生を完璧に真似たベストセラーです．

フローチャートシリーズで漢方薬に慣れてきたら『3秒でわかる漢方ルール』と『実践3秒ルール 128漢方処方分析』で漢方薬と生薬の関係性を自分なりに明瞭にしてください．テキストでしっかり勉強したいなら『本当に明日から使える漢方薬 7時間速習入門』もご利用ください．

漢方薬はサイエンスが登場する前の知恵です．病気や症状に対し，有効な漢方薬を探った知恵の集積です．僕たちの仕事は保険適用漢方エキス製剤で目の前の病気や症状を治すことです．西洋薬で対応できる時に漢方薬を敢えて使用する必要性はありません．みなさまの西洋医学的治療で治らない時に漢方薬を使ってみてください．

（新見）

目　次

消化器

整形外科

泌尿器

耳鼻咽喉科

その他

介護者

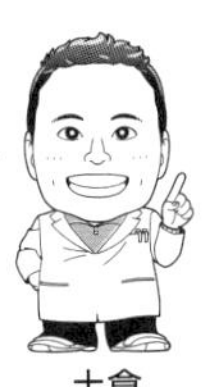

モダン・カンポウこれまでのシリーズはこちらから→ 

コラム　土倉潤一郎

コラム特別寄稿　中山今日子

コラム　新見正則

※本書で記載されているエキス製剤の番号は株式会社ツムラの製品番号に準じています．番号や用法・用量は，販売会社により異なる場合がございますので，必ずご確認ください．

※本書は基本的に保険適用の漢方薬を記載しています．

※本書では使いやすいようにあえて一般名と商品名を統一していません．

漢方薬の基本

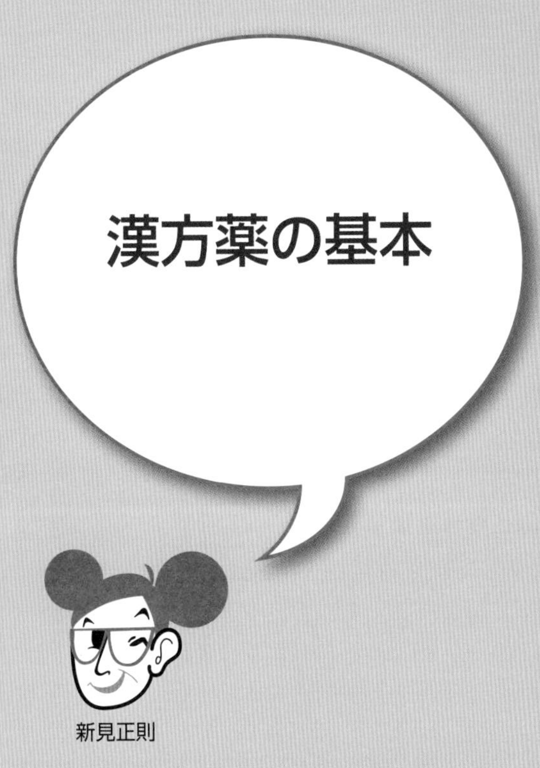

・1 日 2〜3 包が基本だよ！
・数日〜2 週間程度でスタート
・詳しくは添付文書参照してね！

西洋医のためのモダン・カンポウ

漢方薬が効果を発揮するには，まず西洋医が漢方薬を使用することが必要です．腹部や脈，舌などの漢方の古典的診察によるヒントを用いなくても，役に立てば漢方薬を使用すればよいのです．そして漢方薬は保険適用となっています．

疑う前にまず使ってみましょう．そんな立ち位置がモダン・カンポウです．漢方薬は食事の延長と思って使用して構いません．しかし，確かに漢方薬には薬効があります．つまりまれに副作用も生じます．何かあれば中止しましょう．それだけの注意を払って，患者さんに使用してください．

西洋医学の補完医療の漢方（モダン・カンポウ）

◉西洋医が処方する

◉エキス剤しか使用しない

◉西洋医学で治らないものがメインターゲット

◉効かない時は順次処方を変更すればよい

◉現代医学的な視点からの理解を

◉古典を最初から読む必要はない

◉漢方診療（腹診や舌診）はしたほうがよいが必須ではない

◉明日からでも処方可能

大塚敬節先生は上記のような処方方法を「漢方薬治療」と呼んでいました．（「大塚敬節著作集」より）

モダン・カンポウこれまでのシリーズはこちらから→ 

88002-903 JCOPY

漢方薬の副作用

何か起これば中止ですよ

保険適用漢方エキス剤を１包内服しただけで死亡した事例はありません．また，保険適用漢方エキス剤で流産・早産した報告も皆無です．漢方薬はOTCでも売られており，医師の処方箋がなくても薬剤師の先生や登録販売者の判断で投与できる薬剤です．つまり一番安全な部類の薬剤なのです．しかし，薬効がある以上，まれに副作用も出現します．そんな副作用は徐々に，ボツボツ起こるので，「なにか起これば中止ですよ」と言い添えればまったく心配ありません．

しかし，理解力に欠ける高齢者では要注意です．「なにか起これば中止ですよ」の意味がわからないことがあるからです．そんな時は，２週間に１度の診察を行うことで安全に処方できると考えています．

麻黄剤

麻黄からエフェドリンが長井長義博士により単離されました．麻黄を含む漢方薬（麻黄剤）を漫然と長期投与すると血圧が上昇することがあります．注意して使用しましょう．麻黄剤を長期投与する時は血圧計を購入してもらって，そして血圧が上がるようなら再受診や電話相談をするように指示します．それを嫌がる患者さんには２週間ごとの受診を勧めれば問題ありません．

「麻」の字が含まれる漢方薬，麻黄湯(27)，麻杏甘石湯(55)，麻杏薏甘湯(78)，麻黄附子細辛湯(127)，に麻黄が含まれていることは簡単に理解できます．問題は「麻」の字が含まれないが麻黄を含む漢方薬です．葛根湯[1]，葛根湯加川芎辛夷[2]，小青竜湯[19]，越婢加朮湯[28]，薏苡仁湯[52]，防風通聖散[62]，五積散[63]，神秘湯[85]，五虎湯[95]などです．ちなみに升麻葛根湯[101]の「麻」は升麻，麻子仁丸[126]の「麻」は麻子仁のことで麻黄とは無関係です．

甘草含有漢方薬（医療用漢方製剤の禁忌項目）

①アルドステロン症の患者

②ミオパチーのある患者

③低カリウム血症のある患者

〔これらの疾患及び症状が悪化するおそれがある〕

半夏瀉心湯[14]	小青竜湯[19]
人参湯[32]	五淋散[56]
炙甘草湯[64]	芍薬甘草湯[68]
甘麦大棗湯[72]	芎帰膠艾湯[77]
桂枝人参湯[82]	黄連湯[120]
排膿散及湯[122]	桔梗湯[138]

（1 日量として甘草を 2.5 g 以上含有する品目）

甘草はグリチルリチンを含みます．長期投与すると偽アルドステロン症を発症することがあります．血圧が上昇し，血清カリウムが下がり，そして下肢がむくみます．甘草が1日量で 2.5 g を超えると薬剤師の先生から，甘草の量を把握したうえで処方しているかの確認の電話をもらうことがあります．

しかし，他院で芍薬甘草湯[68]を１日３回数年間処方されてもまったく問題ない患者さんが何人もいました．芍薬甘草湯[68]は構成生薬が２種類で漫然と投与すると耐性を生じ，また偽アルドステロン症の危険もあります．漢方を理解して処方していれば起こらないことですが，現実的に残念ながら起

表1　甘草2.5 g以上含む漢方薬

6 g	芍薬甘草湯68
5 g	甘麦大棗湯72
3 g	小青竜湯19，人参湯32，五淋散56，炙甘草湯64，芎帰膠艾湯77，桂枝人参湯82，黄連湯120，排膿散及湯122，桔梗湯138
2.5 g	半夏瀉心湯14

こっていることです．甘草含有量が多い漢方薬は表1のとおりです．

一方で甘草は128内服薬中94処方に含まれています．すると漢方薬の併用で甘草は重複投与となり，甘草の量が2.5 gを超えることは多々あります（表2）．注意すればまったく問題ないことですが，漫然とした長期投与は要注意です．

利尿剤を内服しているとカリウムが4以下となり不整脈を気遣う医師では，甘草含有漢方薬の投与を躊躇することがあります．そんな時は甘草を含まない漢方薬を知っていることが大切です．甘草を含まない漢方薬でも結構対応可能です．

煎じ薬では「去甘草」（甘草を除く）とすればよいのですが，構成生薬が固定されている漢方エキス剤では特定の生薬を抜くことはできません．甘草を投与したくないけれど漢方薬を与えたい時は表3のなかから漢方薬を選ぶことになります．これらの甘草を含まない漢方薬でもいろいろな症状に対応可能です．

芍薬甘草湯68の奥深さについてさらに知りたい方は『フローチャート慢性腎臓病漢方薬』をご参照下さい．

表2　エキス剤を複数処方する時は甘草の量に注意

処方①（甘草 g）	処方②（甘草 g）	①＋②の甘草量（g）
芍薬甘草湯 68 (6)	柴胡桂枝湯 10 (2)	8
芍薬甘草湯 68 (6)	疎経活血湯 53 (1)	7
小青竜湯 19 (3)	小柴胡湯 9 (2)	5
苓甘姜味辛夏仁湯 119 (2)	小青竜湯 19 (3)	5
炙甘草湯 64 (3)	苓桂朮甘湯 39 (2)	5
麦門冬湯 29 (2)	小柴胡湯 9 (2)	4
白虎加人参湯 34 (2)	小柴胡湯 9 (2)	4
麻杏甘石湯 55 (2)	小柴胡湯 9 (2)	4
苓甘姜味辛夏仁湯 119 (2)	小柴胡湯 9 (2)	4
葛根湯 1 (2)	桂枝加朮附湯 18 (2)	4
葛根湯 1 (2)	小柴胡湯加桔梗石膏 109 (2)	4
麦門冬湯 29 (2)	柴胡桂枝湯 10 (2)	4
麦門冬湯 29 (2)	麻杏甘石湯 55 (2)	4
麻杏甘石湯 55 (2)	麻杏薏甘湯 78 (2)	4
越婢加朮湯 28 (2)	防已黄耆湯 20 (1.5)	3.5
麻黄湯 27 (1.5)	越婢加朮湯 28 (2)	3.5
麦門冬湯 29 (2)	補中益気湯 41 (1.5)	3.5
疎経活血湯 53 (1)	当帰四逆加呉茱萸生姜湯 38 (2)	3
滋陰降火湯 93 (1.5)	竹筎温胆湯 91 (1)	2.5
滋陰降火湯 93 (1.5)	清肺湯 90 (1)	2.5

※生薬が重なる時は，エキス剤では処方①＋②の合計，煎じ薬では多いほうのみを処方します．

表3　甘草を含まない処方

麻黄剤	麻黄附子細辛湯127
瀉心湯	黄連解毒湯15，温清飲57，三黄瀉心湯113
柴胡剤	大柴胡湯8，柴胡加竜骨牡蛎湯12
参耆剤	半夏白朮天麻湯37
腎虚に	八味地黄丸7，六味丸87，牛車腎気丸107
血虚に	七物降下湯46，四物湯71
駆瘀血剤	当帰芍薬散23，桂枝茯苓丸25，大黄牡丹皮湯33
水毒に	五苓散17，小半夏加茯苓湯21，猪苓湯40
附子剤	真武湯30
建中湯	大建中湯100
下　剤	麻子仁丸126，大承気湯133
その他	半夏厚朴湯16，呉茱萸湯31，木防已湯36，茯苓飲69，辛夷清肺湯104，猪苓湯合四物湯112，茯苓飲合半夏厚朴湯116，茵蔯五苓散117，三物黄芩湯121，桂枝茯苓丸加薏苡仁125，茵蔯蒿湯135

小柴胡湯❾（医療用漢方製剤の禁忌項目）

①インターフェロン製剤を投与中の患者
②肝硬変，肝癌の患者
③慢性肝炎における肝機能障害で血小板数が10万/mm³以下の患者

以前は保険適用漢方エキス剤で唯一の併用禁忌項目は小柴胡湯❾でした．

高齢者では原発性肝癌や転移性肝癌に罹患している人も少なくありませんので，注意が必要です．

なお，この禁忌事項は小柴胡湯❾にのみ適応され，不思議なことに小柴胡湯❾含有漢方薬である柴胡桂枝湯❿，柴陥湯73，柴朴湯96，小柴胡湯加桔梗石膏109，柴苓湯114には禁忌の記載はありません．

腸間膜静脈硬化症

最近注目されている山梔子による副作用です．山梔子含有漢方薬を5年以上内服している時には特に注意が必要といわれています（表4）．下痢，腹痛，便秘，腹部膨満，嘔気，嘔吐などが繰り返し現れた場合や便潜血が陽性となった時は念のため，大腸内視鏡検査を行いましょう．僕はまったく気にせず使っていますが，こんな副作用があると知っておくことは大切です．

表4　山梔子を含む漢方薬

黄連解毒湯15，加味逍遙散24，荊芥連翹湯50，五淋散56，温清飲57，清上防風湯58，防風通聖散62，竜胆瀉肝湯76，柴胡清肝湯80，清肺湯90，辛夷清肺湯104，茵蔯蒿湯135，加味帰脾湯137　など

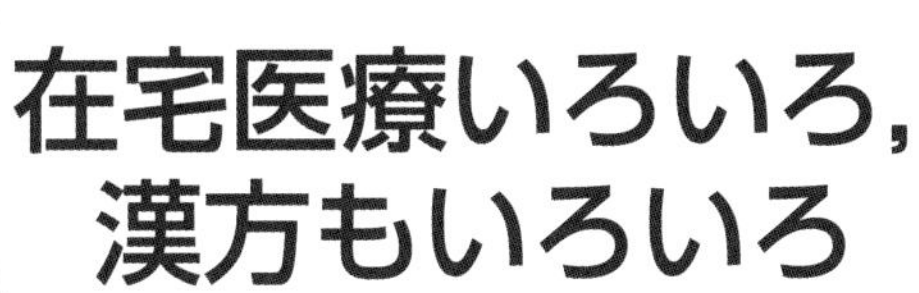

新見正則

看取った母と漢方薬

在宅医療はそもそも人を自宅で看取るためにスタートした制度と僕は理解しています．もちろん，医療機関に通えない人はすべて在宅医療の対象になりますから，看取り以外に，社会復帰を目指して闘病している人も対象になります．ですからいろいろな在宅医療があります．

僕は認知症で壊れていく母を自宅で看取りました．幸い自分が医師ですから，在宅医療のシステムには頼らず，母を送ることができました．ずっと自宅で介護していたのではなく介護施設にもたくさんお世話になりました．

わが家は母が元気な時から食卓で日常的に死の話をしていました．その時に母は「何もしてくれるな．あとはあなたにすべて任せるから」と，いつも言っていました．そんな会話があったからこそ，わが家では食が細くなった母に点滴も胃瘻もしませんでした．そして最後は水も誤嚥するようになり，トロミを付けた水を家内が口に運んで飲ませていました．ほとんど食事をしなくなってからも約６ヵ月生き抜きました．どんどんと細くなり，当時小学校の５年生だった娘の体重よりも軽くなりました．カラカラになって，顔は菩薩さんのようになりました．点滴や胃瘻のチューブは一切なく，またカラカラなので床ずれもできず，匂いもなく，娘や愛犬（ビションフリーゼ）は母が死ぬ直前まで一緒に寝ていました．そして旅立った夜も冷たくなった母に娘と愛犬は添い寝していました．

そんな母には食事ができている時は十全大補湯（じゅうぜんたいほとう）㊽を与えました．朝晩２回くらいで適当に飲んでもらっていました．

その後，食が細くなってからは六君子湯㊸をお湯に溶いてお茶代わりに飲ませました．どれだけの量が内服できたのかは実は不明です．そして最後は真武湯㉚と人参湯㉜を混ぜて溶かして与えましたが，むせるのでほぼ飲めませんでした．

他の西洋薬は認知症がある程度進んでからはすべて止めていました．でも体は元気でした．なんだか懐かしい思い出です．僕はある程度の年齢を超えれば，治療や投薬は最小限でいいのではと思っています．在宅医療でも同じ立ち位置です．在宅医療のための漢方薬の書籍ですが，本人や家族が望まない場合は敢えて漢方薬を勧める必要ないと思っています．漢方薬を本人や家族から希望された時，漢方薬が使えるように勉強をしておくことは大切な医師としての素養と思っています．

母は漢方薬でピンピンコロリを実践したと思っています．90歳を過ぎるまでは100歳まで元気に生きると思っていましたが，それは叶いませんでした．でも十分にピンピン生き，最後にちょっとコロリまでが長くなりましたが，幸せに天国に逝きました．漢方薬のお陰も少なからずあると思っています．そんな漢方薬を皆様にも使って頂きたく本書を出版した次第です．

在宅医療での漢方薬の魅力

病院に通っている時は複数の主治医がいて，それぞれが専門家の立場から処方を行うので，服薬数が増加する傾向にあります．ところが包括的に診ることができる在宅医療になると，服薬指導の薬剤師の活躍もあって，また主治医の意向で処方数は減る傾向になります．そして「くすりを減らして元気になった！」という感想をご本人やご家族から聞くことも少なくありません．そんな状況で漢方薬の追加が受け入れられるのかという疑問が生じます．

僕は漢方薬を１剤なら飲める患者さんは少なくないと思っています．漢方薬の魅力は体全体を治すことです．病気の症状だけを改善するには西洋薬が向いています．それを西洋医学的には対症療法，漢方的には「標治」と称します．一方で体質を改善する治療を西洋医学的には根本治療，漢方的には「本治」と言います．この根本治療に向く西洋薬は本当に少ないのです．ないといっても過言でないかもしれません．その点，漢方薬は本治に，根本治療に向いているのです．十全大補湯㊽や補中益気湯㊶を代表格にする人参と黄耆を含む参耆剤は本治の役割が強いと感じています．ですから，対症療法が中心となる西洋薬を内服中でも漢方薬を敢えて追加する意味があるのです．

西洋薬が担える領域に無理に漢方薬を使用する必要はありません．患者さんやご家族の希望にそって，西洋薬とか漢方薬とかの境なく使用すればいいと思っています．さらに，在宅で闘病している方に体質改善的な意味合いから寄り添えるのが漢方薬の神髄と思っています．

漢方医は在宅医療向き

在宅医療ではいろいろな疾患を診る必要があります．医療機関に通えないという括りで在宅医療を提供する訳ですから，診療科を横断した知識と勉強が必要になります．そしてその知識のアップデートも欠かせません．日本専門医機構が定める19の基本領域のなかでは，総合診療専門医とリハビリテーション科専門医が領域を絞らず幅広く勉強するには適していると思えます．しかし，実臨床で適宜対応していけば，どの専門医の医師でも，また専門領域を持っていない医師でも在宅医療に携わることは可能です．

漢方の専門医は日本専門医機構が定めるものではありません．しかし，漢方の専門医に領域はないので，どんな疾患も，いろいろな領域を越えて診療可能なはずです．そして本邦では漢方の専門医は，まず西洋医学の医師です．中国の漢方医（中医）は西洋医とは全く別の５年間の修行を行います．日本の漢方（和漢）の専門医は，建前上は西洋医学の知識を持って，かつ横断的に漢方薬で対応できることになっているので在宅医療には超向いていると思っています．

先日，在宅医療のお手伝いに行っているときに同級生の院長が教えてくれました．「右麻痺の患者さんは，喋らないがわかる」．一方で「左麻痺の患者さんは，ペラペラ喋るがわかっていない」と教えてくれました．確かに，右麻痺なら左脳に異常があり，左脳の障害なら失語症が出るのでその通りです．また左麻痺なら右脳に異常があり，右脳の障害なら失認があるのです．遙か昔の学生の時に習ったことですが，実際に教えてもらって腑に落ちました．そんな経験楽しいですよ．

病を診ず人を診る！　それ以上に家庭が観られる！

僕が漢方薬を手にして25年になります．オックスフォード大学で移植免疫学を５年間学んで帰国して漢方薬に出会いました．最初はサイエンティフィックなストーリーに欠ける漢方薬にまったく興味が湧きませんでした．ところがセカンドオピニオン外来を大学病院にて本邦で初めて保険診療で始めて，日本中から西洋医学で解決しない訴えの患者さんが集まりました．僕はその当時，病気を診ていました．患者さんの不調の裏には病気があり，その病気を治せば患者さんは幸せになると思い込んでいたのです．確かに病気を治すと幸せになる人はたくさんいます．しかし，病気を治しても不幸せな人も実は存在します．そして病気が治らないからとずっと不満を持っている人もいます．サイエンティフィックなストーリーがない漢方薬を手にして，そして実際に使ってみて，西洋医学的治療では治らない患者さんの訴えに対応できるようになりました．そうしてやっと僕は病を診るだけではなく，人を診ることの重要性に気がつきました．

患者さんが診察室に入る動作，醸し出す雰囲気，化粧の具合，着ているもの，靴の種類，そして椅子への座り方，診察中の態度，診察終了後に退席する空気感などにも気を配るようになりました．そんな僕の診察は『じゃあ，死にますか？リラックス外来トーク術』にまとめました．興味がある方はぜひ一読ください．

そして在宅医療です．在宅医療でももちろん，病を診ることは大切で，そして人を診ることも重要です．在宅医療では，なんとその人が日々暮らしている空間に接することができます．家庭や居宅を観ることができるのです．そしてそんな家庭の事情も勘案して，治療にあたることが実は在宅医療の重要なポイントにも思えるのです．

恵まれた居宅に住んでいる人もいます．ゴミ屋敷のような居宅もあります．高級介護施設から，違法すれすれの施設もあります．刑務所での刑期を終えた人を引きとる明らかに違法ではないかと思われる施設もあります．行政も諸般の事情で上手にお目こぼしをしていると僕は勝手に思っています．そんな家庭環境，居住環境にも気を配ることができるのが在宅医療です．

「在宅医療もいろいろ」とこの書籍で発言しています．それぞれの主治医が自分の人生観を踏まえていろいろな距離感で診療に当たればいいと思っています．そこに正解はありません．いろいろな在宅医療があれば，いろいろな在宅医療を提供する医師がいれば，ケアマネジャーなどが適切なマッチングをしてくれるでしょう．

諸般の事情で死にたくても死ねない人もいます．その人が生きていることで家族が助かっていることもあります．早く送ってあげたくてもそれが叶わない家族もいます．通常の外来でも，在宅診療でも漢方薬は診療の潤滑油です．漢方薬を適度に使用しながら，それぞれの先生らしい在宅医療を提供することが，僕は正しい道と思っています．

言葉にすると建前がまかり通る

インフォームド・コンセントという言葉が僕は実は嫌いです．インフォームド・コンセントとは「医師および看護師から医療行為について，わかりやすく十分な説明を受け，それに対して患者さんや家族は疑問があれば解消し，内容について十分納得した上で，その医療行為に同意すること」となっています．

特にお迎えが近い患者さんに対して，インフォームド・コンセントを行えば建前が跋扈します．人の命は地球より重いのです．「1日でも長生きするようにできるかぎりのことを宜しくお願い申し上げます」という結論になるのです．復活の可能性があれば，それが正解でしょう．しかし，大往生のお迎えがそろそろという患者さんの家族にはインフォームド・コンセントではなく，「そろそろお迎えだから，いつでも送ってあげましょう．24時間，365日対応してあげるから，なにかあったら連絡くださいね」とこちらからまず告げて，その後に意見を伺えばよいのです．

言葉にすると，建前が優先します．親身に献身的に介護している方の言葉にできない思いよりも，遠くの親戚の無責任な建前論が優先され，それを否定することは「地球より重い命」を軽んじていると叱責されます．

堂々と「そろそろ送ってあげましょう！」と言える主治医で僕はいたいと思っています．そんな立ち位置でも漢方薬は役立ちます．

一縷の望みを捨てず

僕が医師になってから約40年，医学や医療は格段の進歩を遂げました．特に21世紀になってからの進歩は，がん治療をはじめとして本当に素晴らしいと思っています．「長生きすれば奇蹟は起こるよ！」と僕は患者さんを励ますことがあります．

しかし，この素晴らしい医療をもってしても「打つ手がないな」と半ば諦めざるを得ないこともあります．人生を十分満喫した患者さんには心の中で「そろそろお迎えだよ．先に逝って待っててね」と呟き，家族にはそんな話をします．

88002-903 JCOPY

僕たち医療者が回復を諦めても，家族やご本人が一縷の望みを捨てずに頑張っている状況は少なからずあります．そんな時も精一杯応援します．患者さんご本人の生き様もあり，また患者さんを介護している家族の生き様も大切です．

僕が母を看取ったように，大往生でお迎えが近い人には，胃瘻も点滴もやりませんし，勧めません．しかし，一縷の望みを捨てずに頑張っている時は，胃瘻や点滴を否定しません．脊髄損傷で長く寝たきりの患者さんでは再生医療が進歩すれば手足が動くようになるかもしれません．ほぼ植物状態の患者さんの意識がわずかでも戻るかもしれません．将来，神経難病の画期的な治療法が生まれるかもしれません．

回復を少しでも期待している時，訪問リハビリは必須です．社会復帰を念じて，奇蹟を信じて応援するのです．それが医療従事者からみれば確率ゼロに近い奇蹟に思えても，それぞれの生き様がそこにあるからです．

ちょっとビジネスのお話

在宅医療は行政の推進圧力があって黎明期は利益率が高い領域でした．その後，いろいろと是正され今日に至っています．現状でも十分に利益がでる領域で，かつ在宅だけを行う業態もOKとなりましたから，初期投資を極力抑える形で開業が可能になりました．「24時間，365日，患者さんを診る」というプレッシャーに耐えられれば，参入しやすい医療形態です．そして医師免許があって，前期臨床研修が終了していれば誰でも在宅医療を行うことができます．

ビジネスで勝ち抜くには「顧客提供価値×持続的競争優位性」が大事といつも語っています．在宅医療での顧客提供価値は患者さんとご家族がその在宅医療に満足して頂いていることです．持続的競争優位性は競争相手がいない，もしも競争相手が存在しても勝ち抜けるということです．在宅医療の黎明期は誰でも儲かりました．やれば上手くいくことを，競争相手がいないこと，少ないことをブルーオーシャンといいます．そして最近は，在宅医療は都会ではレッドオーシャンになり，都会以外ではまだまだブルーオーシャンが続いています．

在宅医療は保険診療です．医療保険と介護保険でカバーされています．行政の思惑で「はしごを外される」危険はいつも付きまといます．利益率は行政によって次第に圧縮されるでしょう．

在宅医療は患者さんから（社会保障費から）毎月お金を頂いています．患者さんが長生きするほうが儲かるのです．1人から生涯にわたっていくらお金を頂くことができるかを顧客生涯価値（life time value：LTV）といいます．ビジネス的視点からは1日でも長生きしてもらうことが収益につながります．

在宅医療の顧客数は高齢者数がピークを迎える2042年頃までは増加するでしょう．その後は減少に転じると思われますが，激減するのではなく漸減です．ですからしばらくは，在宅医療の必要性は続きます．しかし，そこは需要と供給のバランスなので，需要が多くても，それ以上に供給が増えれば，在宅患者の取り合いになります．

クリニック経営での集客はB to C（business to consumer）が基本です．つまり，企業（クリニック）が一般消費者（患者）に対して集客（集患）作戦を展開します．ところが在宅医療では患者さんが在宅医を選ぶことは少なく，その選択権はケアマネジャーや地域医療連携室などにあります．つまり

B to Bが基本です．ケアマネジャーに選ばれるクリニックであることが最優先です．そうであれば，自前でケアマネジャーをもっている施設が断然有利になります．

こんなビジネスの話に興味がある方は，拙著『コロナで死ぬな！開業医』を御一読ください．この本は僕が大学人から開業するに至った経緯と，法政大学経営大学院で教えていた当時の知恵が詰まっています．

当院では，①基幹病院，②訪問看護，③ケアマネジャーの順にご紹介頂くことが多いですよ．

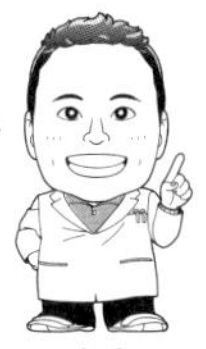

漢方上達のために

漢方薬は臨床試験を勝ち抜いて保険適用になったのではありません．過去の経験の積み重ねで保険適用されています．その是非はここでは論じません．臨床試験があれば，その根拠となった英文論文を読み込めば，サイエンティフィックに薬剤とその効果を判断可能です．漢方薬は臨床試験がないので，経験で語られます．経験豊富と思われる医師の発言に重きを置かれます．不思議なことです．大きな声の意見が通る世界です．多くの漢方の専門家は過去のストーリーを語ります．サイエンスが進歩する前の知恵ですから，僕はそんなストーリーを「仮想病理概念」と呼んでいます．

最初はこの書籍を手に，または『フローチャート漢方薬治療』を片手に，西洋医学で困っている患者さんにどんどんと処方を行ってください．そして経験を積みながら自分なりのストーリーを築いてもらいたいのです．しかし，最初から自分なりのストーリーを語るのはちょっと大変です．そんなときは，日本の漢方（和漢）のストーリーでも，また中国の漢方（中医学）のストーリーでも，そして僕が語るモダン・カンポウのストーリーでも結構です．

サイエンスがないので，どれが正しい・正しくないといった議論は不毛です．自分に馴染んで，そして患者さんを治すことができる処方に近づくストーリーがあなたにとっての正解です．

自分なりのストーリーができると，ある漢方薬が手元にないときに他の漢方薬で代用できるようになります．また，他の症状や病気に合う漢方薬を使おうというヒントになるのです．どのストーリーが腑に落ちるかは人それぞれです．

僕が提唱したモダン・カンポウという概念は10年以上が経過し，幸いにも叩き潰されることなく生き延びました．そして多くの西洋医の先生に支持されています．

大切なことは，いつもクリニカルクエスチョンを持つことです．古典の読破が必要，漢方診療が必要と思っているならそれを証明することが必要です．「昔からそうだから！」と声高に叫んでも，冷めた目で正しく判断しようとする医師を説得できません．本当にそう思っているのなら，トラディショナル漢方 vs モダン・カンポウの RCT（ランダム化された臨床試験）をぜひとも行ってください．

そんなことの集積で漢方を含めた医学は進歩するのです．在宅医療でもぜひとも漢方薬を使用してください．そしてみなさんの処方選択のストーリーを創り上げてください．そのために，フローチャートシリーズは役に立ちます．

どんな在宅医療の症状にも

食欲のある時は

食欲が落ちたら

お迎えが近づいたら

人参の入った漢方薬で

十全大補湯㊽・六君子湯㊸・人参湯㉜にはどれも生薬の人参が含まれます．十全大補湯㊽は人参の作用を強める黄耆も含まれ参耆剤と呼ばれます．六君子湯㊸も飲めない時は四君子湯㉟なら飲めます．それでもダメなときは真武湯㉚にします．全量内服する必要はありません．お湯に溶かして飲める量だけで十分効果的です．粉のままでも OK です．（新見）

呼吸器 消化器 整形外科 泌尿器 耳鼻咽喉 神経内科 精神科 皮膚科 循環器 がん 小児科 医療処置 その他 介護者

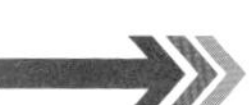

十全大補湯 (48)

十全大補湯(48)に含まれる地黄が胃に障ることがあります．ですから食欲がない人には使いません．体力＋気力を増すとされる漢方薬です．

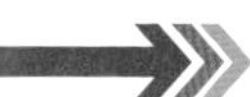

六君子湯 (43)

胃に障る生薬は含まれていません．食欲と気力の増進を目的に使用します．

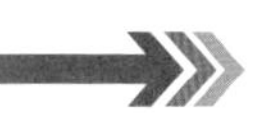

真武湯 (30)（＋人参湯 (32)）

体を温める附子を含む漢方薬です．ピンピンコロリのコロリステージを目指して使います．2剤を飲めれば人参湯(32)を加えます．

人参と黄耆の入った参耆剤

参耆剤はどれも在宅医療には適しています．保険適用漢方薬で参耆剤は10種類あります．補中益気湯(41)と十全大補湯(48)が2大巨頭です．人参養栄湯(108)はフレイルに，心の参耆剤は帰脾湯(65)と加味帰脾湯(137)，めまいは半夏白朮天麻湯(37)，関節痛には大防風湯(97)，胸痛には当帰湯(102)，泌尿器向けは清心蓮子飲(111)，そして暑気あたりは清暑益気湯(136)です．（新見）

在宅医療漢方薬早見表（15 分類）

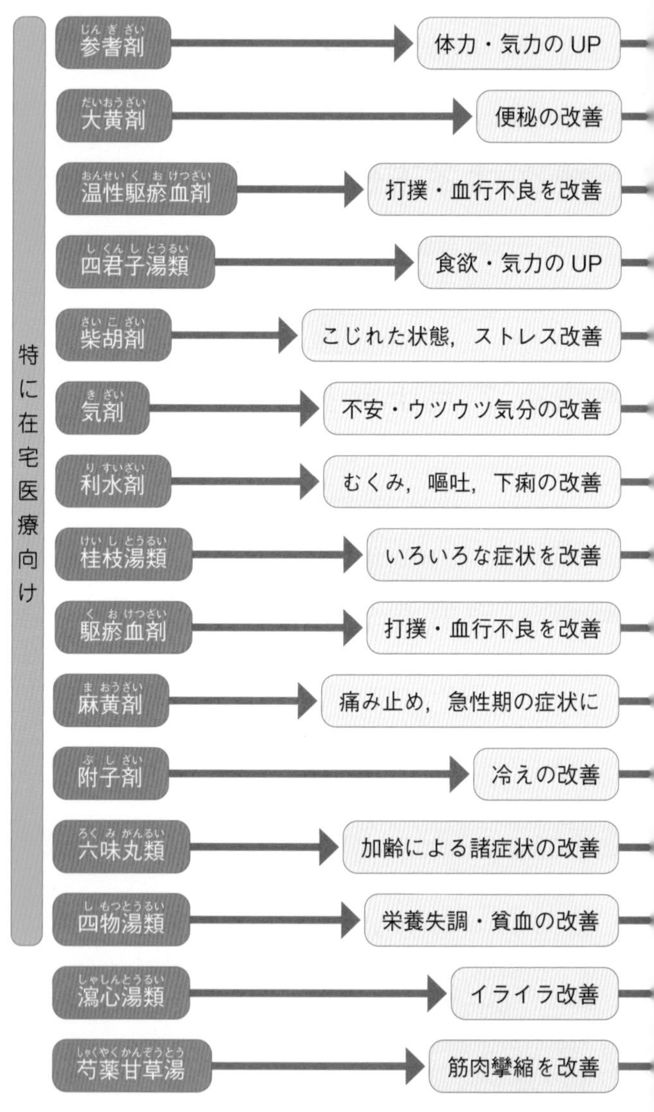

補中益気湯41，十全大補湯48，加味帰脾湯137

桃核承気湯61，麻子仁丸126

当帰芍薬散23，当帰四逆加呉茱萸生姜湯38

六君子湯43，十全大補湯48

加味逍遙散24，抑肝散54，加味帰脾湯137

半夏厚朴湯16，香蘇散70，加味帰脾湯137

五苓散17，苓桂朮甘湯39，猪苓湯40

桂枝加朮附湯18，桂枝加芍薬湯60，小建中湯99

治打撲一方89，桂枝茯苓丸加薏苡仁125

葛根湯1，薏苡仁湯52，麻黄附子細辛湯127

八味地黄丸7，真武湯30，牛車腎気丸107

八味地黄丸7，六味丸87，牛車腎気丸107

十全大補湯48，疎経活血湯53，当帰飲子86

半夏瀉心湯14

芍薬甘草湯68

この15分類は『3秒でわかる漢方ルール』（新興医学出版社）に登場するものです．松田邦夫先生の処方に準じた形になっています．フローチャート在宅医療漢方薬の各論を執筆している土倉先生の頻用10処方は使用頻度順で，麻子仁丸126，大建中湯100，猪苓湯40，牛車腎気丸107，抑肝散54，清肺湯90，茯苓飲合半夏厚朴湯116，麻黄附子細辛湯127，疎経活血湯53，小青竜湯19だそうです．この15分類では大建中湯100と清肺湯90が分類不能になりますがご容赦ください．この15分類を理解すると，漢方薬がグループ分けできるようになります．これは僕がモダン・カンポウという概念を創り上げた過程で辿り着いたもので，もちろん完成版ではありません．そしてこの分類も仮想病理概念に基づいているので正解か不正解かは皆さんが実臨床で経験してください．そしてこれをヒントに自分なりの仮想病理概念を築いてください．そこに上達があります．

15分類を詳しく知りたい方は『3秒でわかる漢方ルール』と，その応用版である『実践3秒ルール128処方分析』をご利用ください．超短時間で漢方の専門家を気取ることができるようになりますよ．

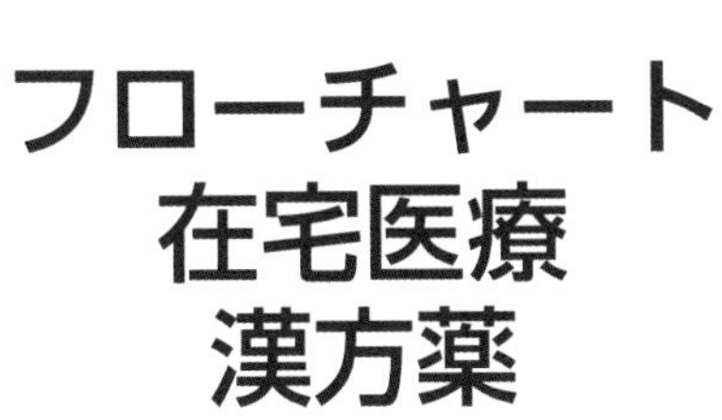

フローチャート 在宅医療 漢方薬

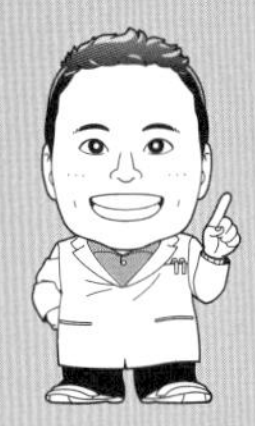

土倉潤一郎

在宅でも，患者さんや家族が困っている時に漢方が役立つことがあります．思いに寄り添うことが大切です．

風邪のひき始め

寒がり

寒がり以外

ひき始めのタイミングこそ効果的！

風邪は予防も大事ですが，風邪をひきやすい患者さんではひき始めに早く治す方が現実的です．風邪はこじれたら負け戦です．すぐに仕留めましょう．寒がりの方には温熱作用の強い麻黄附子細辛湯(まおうぶしさいしんとう)127で，咽頭痛（軽度），水様性鼻汁，寒気（軽度）などに良いです．高熱や症状が強い場合は適応外になります．麻黄(まおう)が入っているので胃もたれに注意．（土倉）

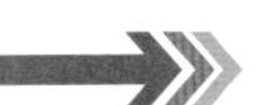

麻黄附子細辛湯 127

私は寒がりの方には麻黄附子細辛湯127で対応します．特に高齢者に対象者が多く，すぐによくなると大変気に入られます．

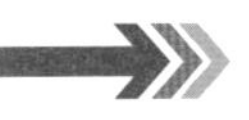

葛根湯 ❶

寒がり以外の方の風邪のひき始めには葛根湯❶です．温熱産生を高めて発汗させ，ウイルスを排除させる働きがあります．

年齢に関係なく，寒がりかどうかで判断

寒がり以外の方には葛根湯❶で対応します．葛根湯❶は一般に体力がある人向けですが，高齢者でも体力がある人は意外と多いです．体力のない虚弱な高齢者には参蘇飲66を使います．服薬して1時間経過しても改善が乏しい場合にはまた追加しても良いです．高齢者の高熱や症状が強い場合には風邪以外の疾患も多いため，見逃さないようにしましょう．（土倉）

数日以内の咳嗽

ファーストチョイス

五虎湯 95

コホンと咳をしたらすぐに五虎湯95を飲みましょう．五虎湯95には鎮咳去痰作用，抗炎症作用，気管支拡張作用があり，咳嗽の初期に使う定番の漢方薬です．

五虎湯95がなければ
麻杏甘石湯55だよ！

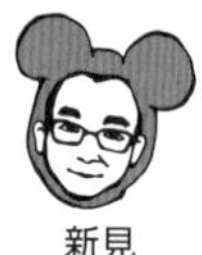

新見

漢方薬は咳だけでなく風邪自体を治す

五虎湯95は発症数日以内の咳に対応できます．ウイルスが増殖する前にできるだけ早く仕留めましょう．咳が出始めたタイミングで五虎湯95をすぐに服用すること，急性期は少し多めに（大人だと1日3〜6包）服用することがポイントです．漢方薬は1つの症状だけでなく体全体にも効くので，咳だけでなく風邪自体を治すことも期待できます．（土倉）

乾性咳嗽が数日続いたら

ファーストチョイス

麦門冬湯（ばくもんどうとう）㉙

亜急性期以降の乾性咳嗽には気道を潤すタイプの漢方薬を選択します．麦門冬湯（ばくもんどうとう）㉙には気道を潤して咳を止める働きがあります．

気道を潤す咳止めは西洋薬にはありません

乾性咳嗽が数日続いている場合は，気道が乾燥していることが多く，潤す作用の漢方薬がおすすめです．特に自覚症状として「喉が乾燥すると咳が出る」「マスクで咳が緩和する」などがあれば，試してみましょう．西洋薬の鎮咳薬は中枢性の鎮咳作用が多いですが，漢方薬の鎮咳薬は基本的に末梢性のため副作用も少ないです．（土倉）

湿性咳嗽

ファーストチョイス

柴朴湯（さいぼくとう）96

柴朴湯96は，小柴胡湯❾と半夏厚朴湯⓰を合わせた漢方薬です．抗炎症作用，鎮咳去痰作用があります．白色痰でも黄色痰でも対応できます．

ここだけのお話①

漢方薬に〇〇作用があるという記載に遭遇すると「本当にそんな作用があるの？」と疑います．動物実験で認められたとか，昔の人が言っていたなどを僕はまったく信じません．実際に患者さん，特に自分や家族に処方して「確かに〇〇作用がある」と実感して腑に落ちることが大切です．そんな経験の積み重ねが自分の実臨床の役に立つのです．　（新見）

痰が出る

ファーストチョイス

半夏厚朴湯 ⑯

半夏厚朴湯⑯には鎮咳去痰作用がありますが，特に半夏や茯苓に痰を減らす働きがあります．白色の喀痰が出る場合には半夏厚朴湯⑯で対応します．

「痰」の量でアプローチ！

痰の量によって使い分けるのがおすすめです．痰が多い順に，五虎湯㊺（気管切開などでサラサラした痰）＞半夏厚朴湯⑯（白色痰）＞竹茹温胆湯91（痰が絡む）＞麦門冬湯㉙（乾燥ぎみ）になります．黄色痰には半夏厚朴湯⑯に小柴胡湯⑨が加わった柴朴湯96で対応します．痰の原因が鼻の奥から流れる後鼻漏の場合は，副鼻腔炎の項目（91p）を参照してください．　（土倉）

痰が絡む

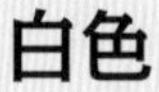

白色

黄色

心因性の痰には

実は痰がないのに「痰が絡んだ気がする」といった心因性（神経質）の場合もあります．その際は，鎮咳去痰作用に軽い抗うつ作用を持ち合わせる半夏厚朴湯⑯を使います．嚥下機能が低下した高齢者などで吸引が必要となる痰の絡みは，柴朴湯(96)で痰を減らせる場合もありますが，内服自体を中止することも多いです．

（土倉）

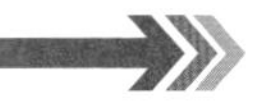

竹茹温胆湯（ちくじょうんたんとう） 91

痰の絡みには竹茹温胆湯（ちくじょうんたんとう）91がおすすめです．生薬構成を見ると①潤す，②乾かす，③抗炎症のハーモニーが絶妙です．

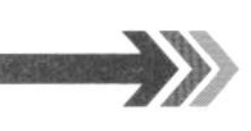

清肺湯（せいはいとう） 90

清肺湯（せいはいとう）90にも①潤す，②乾かす，③抗炎症の生薬がバランスよく配合されていますが，黄芩（おうごん）などが含まれており，より抗炎症作用が強いです．

ここだけのお話②

僕は 2013 年にイグノーベル医学賞を頂きました．「マウスにオペラ椿姫を聴かせると免疫制御細胞が増える」という論文（J Cardiothorac Surg 2012）です．この結果から人が椿姫を聴けば健康力が増すと主張するのは飛躍です．動物実験が与えてくれるのはあくまでもヒント．音楽が人を本当に健康にするかは皆様の実臨床でご確認ください．（新見）

誤嚥性肺炎予防

他に手がない

清肺湯（せいはいとう） 90

嚥下機能が低下した患者さんにはゼリーなどと一緒に飲んでもらっています．

いろいろと試行錯誤する時期の漢方薬の出番

誤嚥性肺炎予防には，食事形態の見直し，口腔ケア，リハビリなどがありますが，それでも難しい場合には漢方薬を試してみましょう．嚥下機能を高めるというよりは，痰絡みを減らしたり，肺炎の頻度や程度を減らす印象です．この段階では薬を減らしていきますが，患者・家族が希望する際は期待できる漢方薬だと思います．（土倉）

心因性の呼吸困難感

ファーストチョイス

半夏厚朴湯（はんげこうぼくとう）⓰

半夏厚朴湯⓰が第一選択ですが効果はマイルドです．私の臨床では非高齢者には半夏厚朴湯⓰，高齢者や症状が強い場合にはベンゾジアゼピンの方が出番が多いです．

半夏厚朴湯⑯とベンゾジアゼピンの併用もアリ

呼吸困難感の原因が心因性かどうかの判断が難しい場合，私は薬の反応をみて対応します．軽症には半夏厚朴湯⓰が効くことが多いので，まずは半夏厚朴湯⓰，効果不十分な場合や漢方薬が飲めない場合には少量のベンゾジアゼピンで対応します．心因性で漢方薬が２剤飲める場合には半夏厚朴湯⓰に加味帰脾湯（かみきひとう）(137)を併用するとさらに効果的です．（土倉）

コラム　在宅で漢方薬を上手に使うコツ

患者さん・家族が特に困っていない状態で，医療者が良かれと思い漢方薬を処方しても継続しないことが多いです．患者さん・家族が症状に困っていて，西洋薬の適応がない時や効果不十分な時が漢方薬を提案する良いタイミングです．

漢方薬では患者さんの好みがでます．漢方薬の味や細粒，即効性がないイメージで拒む患者さんもいます．外来では医療者がホームの立場ですが，患者さん宅では立場が逆転します．患者さんが主張しやすい環境です．漢方薬が苦手なら無理に処方せず，他の方法を検討します．

漢方薬に期待をもってもらうためにも漢方薬の作用や，今困っている症状が改善する可能性があることをしっかりと説明することが大事です．すると服薬アドヒアランスも向上します．また，漢方薬のハードルを下げるには柔軟な対応が大切です．1日3回ではなく1日2回，食前ではなく食後，オブラートでの服用など，配慮しましょう．1日2回でも効果を示しますし，食前も食後も効果に大きな差はないといわれています．

嚥下機能が悪い場合，服薬自体を控えることもあります．それでも漢方薬が必要な場合，ゼリーに混ぜる，お湯に溶かしてトロミをつけるなどで対応します．胃瘻では，漢方薬がチューブに詰まらないよう，お湯でしっかり溶かします．

用量・用法上では保険適用外となる可能性があります．

（土倉）

気管支拡張症

ファーストチョイス

清肺湯 90

気管支拡張症の方は標準治療でも黄色痰や痰絡みなどで困っていることが多いため，清肺湯90を使うと比較的楽になって喜ばれます．

ここだけのお話③

漢方薬が生薬の足し算の叡智であることを多くの人に知らせたく，たくさんマウスで実験を行いました．そして柴苓湯114と心臓移植の実験で素晴らしいストーリーが得られました．12 種類の生薬からなる柴苓湯114から 1 つの生薬を抜いた一味抜き柴苓湯はどれも柴苓湯114と同じ効果を示しませんでした．(Transplantation 2009)　(新見)

高齢者の食欲不振

ファーストチョイス

元気がない

イライラ

ここだけのお話④

漢方薬は生薬の足し算です．生薬は自然界のものです．ですからいろいろな成分から構成されます．ほとんどが植物で，鉱物，稀に動物性の生薬もあります．特に植物は採取された場所，年，保存方法などでバラツキが生じます．つまりロットが異なれば構成成分の含有量も当然異なります．ワインが同じ銘柄でも味が異なるのと同じです．（新見）

僕のファーストチョイスは六君子湯43だよ！

新見

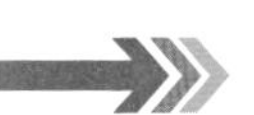

茯苓飲合半夏厚朴湯 116

茯苓飲合半夏厚朴湯116には六君子湯43の生薬の多く（半夏，茯苓，朮，陳皮，人参，生姜）が含まれ，甘草がないので高齢者には重宝です．ストレス性にも対応でき高齢者にも意外と対象者が多いです．

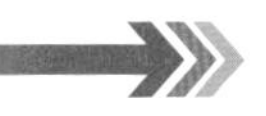

釣藤散 47

釣藤散47にも六君子湯43の構成生薬の多く（半夏，茯苓，陳皮，人参，生姜，甘草）が含まれています．大棗，蒼朮は含まれません．甘草が入っているので注意です．

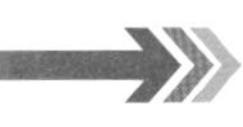

抑肝散加陳皮半夏 83

抑肝散加陳皮半夏83は抑肝散54に六君子湯43の生薬の一部（陳皮，半夏）を加えた処方で鎮静作用があります．甘草が入っているので注意です．

ここだけのお話⑤

生薬にはバラツキがあり，その結果として漢方薬にもバラツキがあります．メーカーが異なれば当然に同一ではありません．しかし，保険適用漢方薬と一般用漢方薬（OTC 漢方薬）は同じメーカーの，同じ製造ラインで作られています．包装と梱包量が異なるだけで，実は基本的に同じものです．保存方法で異なる可能性が残ります．（新見）

非高齢者の食欲不振

ファーストチョイス

ストレス

寒がり

意外とストレス性の食欲不振も多い

六君子湯㊸は元々胃が弱い方に合いやすく，茯苓飲合半夏厚朴湯(116)は胃が丈夫で食欲もある方が，ストレスを契機に食欲が落ちた場合に使用することが多いです．茯苓飲合半夏厚朴湯(116)は，空腹感はあるのにすぐに満腹になる方や，食後に胃の張る方，ゲップのある方は特に合いやすいです．胃だけでなく，喉や胸のつまり感にも良いです．　　　　（土倉）

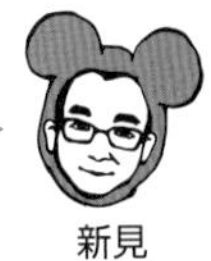

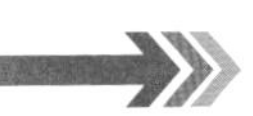

六君子湯㊸

非高齢者の食欲不振にはとりあえず六君子湯㊸で対応します．私の臨床では，舌を見て，腫れぼったい感じがあれば特に有効率が高い印象があります．

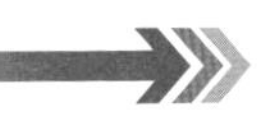

茯苓飲合半夏厚朴湯(116)

茯苓飲合半夏厚朴湯(116)は，六君子湯㊸に近い生薬構成ですが，ストレス性の食欲不振に対応できる枳実が含まれているのが特徴です．

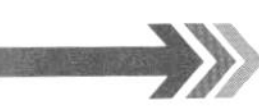

人参湯㉜

寒がりで虚弱な方の食欲不振には人参湯㉜を選択します．乾姜など温める生薬が含まれており，胃腸を温めて消化機能を改善させます．

ここだけのお話⑥

生薬のバラツキは漢方薬の品質を保証する上で問題になります．まず今の生薬と昔の生薬が同じという保証は何一つありません．和漢のバイブルである傷寒論は約 1800 年前のものと言われています．写真も DNA 鑑定もありません．現代の葛根湯❶と傷寒論の葛根湯を同一とする理由がありません．別物と考えるほうが理に叶っています． （新見）

軽度の便秘（西洋薬が合わない）

寒がり

寒がり以外

在宅患者のお腹は意外と冷えてます

大建中湯100はお腹（腸管）を温める代表的な漢方薬です．お腹を温めて，便秘だけでなく下痢，腹痛，腹部膨満などをちょうどよく調節します．寒がり以外の場合には桂枝加芍薬湯60を処方します．寒がりの方では大建中湯100に桂枝加芍薬湯60を併用するとさらによい場合があります．整腸剤や少量の下剤に漢方薬を併用することもあります．（土倉）

お腹って何だろう？
皮膚？ 腸？ どっちでも効けばいいよね！

新見

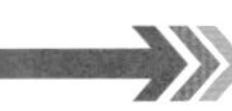

大建中湯 ⑩⓪

西洋薬の下剤で下痢，飲まないと便秘，整腸剤も効かないという軽度の便秘には，漢方薬がおすすめです．大建中湯⑩⓪は「温める整腸剤」のイメージです．瀉下作用のある生薬（大黄など）は含まれません．

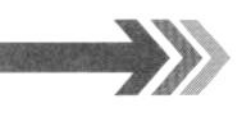

桂枝加芍薬湯 ⑥⓪

寒がり以外の方では桂枝加芍薬湯⑥⓪を処方します．芍薬がメイン生薬となり腸の働きをスムーズにします．瀉下作用のある生薬（大黄など）は含まれません．

ここだけのお話⑦

今の生薬と昔の生薬が同一という根拠がないのに，生薬の足し算である漢方薬の処方の根拠を古典に求めることに僕には超疑問です．和漢のバイブルが傷寒論ということも疑問です．少なくとも過去はヒントにすぎません．今ある漢方薬が今ある病気や症状に有効であることが大切なのです．昔は昔，今は今と思うことが何故できないのでしょう．（新見）

コラム　在宅生活を支える漢方薬

在宅医療では高齢者，がん，難病，脳神経疾患などで，様々な症状を認め，難治性のこともあります．漢方薬はどの場面でも役立つ可能性があり，難治でも少しずつ改善することを期待できるメリットもあります．

●西洋医学で難治でも，漢方薬で簡単に治せたケース

70 歳代，女性．脳出血後，落ちついていましたが，数年前からめまいが持続し，西洋薬では効果がありませんでした．起き上がる時，頭を横に向けた時にめまいが悪化．苓桂朮甘湯（りょうけいじゅつかんとう）[39]を処方したところ，2 週間後にはめまいが半分程度に軽減し，3 ヵ月後にはほとんどなくなり，大変喜ばれました．

●西洋薬でも，漢方薬でも，症状が緩和しづらいケース

80 歳代，男性．脊柱菅狭窄症で下肢のしびれは鎮痛剤で改善せず，冷え症で下肢のむくみを伴っていたため牛車腎気丸（ごしゃじんきがん）[107]を併用．下肢のむくみは軽減しましたが，下肢のしびれは残存．患者さんは，「しびれは変わらんね．漢方薬なので気長に飲んでみますよ」と継続を希望されました．

●ちょっとした症状に漢方薬が役立つケース

90 歳代，女性．元来風邪をひきやすく，発熱はないが水様性鼻汁や咽頭痛を繰り返していました．症状は軽いものの総合感冒薬では改善せず，いつも長引いていました．冷え症のため麻黄附子細辛湯（まおうぶしさいしんとう）[127]を処方したところ「この漢方薬を飲んだら体が温まってすぐに風邪が良くなるのでとても助かります」と大変喜び，毎回処方を希望されました．（土倉）

中等度以上の便秘

ファーストチョイス

麻子仁丸 126

特に高齢者の難治性の便秘には麻子仁丸126です．腸蠕動促進作用の影響か「スッキリと出た」と喜ばれることが多いです．麻子仁丸126には大黄が含まれており比較的強い下剤ですが，腹痛の副作用は少ないです．

在宅で便秘に困ったら
とりあえずコレです！
土倉

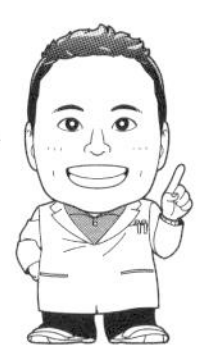

私のおすすめ漢方薬ダントツ1位

在宅では通常の下剤で便が出にくいことが比較的多いと思います．麻子仁丸126は腸蠕動を促進し腸内を潤す作用があり，効果も患者さんの満足度も非常に高く，かつ甘草が含まれないため大変おすすめです．比較的強い下剤のため，1日1包から開始して適宜増量します．麻子仁丸126を追加すると元々服用していた西洋薬の下剤を減らせることも多いです．　　（土倉）

下痢

ファーストチョイス

効果不十分な場合

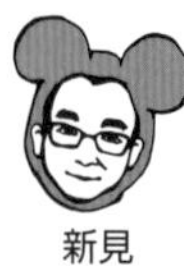

がっちりした人は便秘傾向．いろいろ食べられるから臭いのかも！

お腹の冷えを探ることがポイント

水様性下痢が続く場合，お腹が冷えていて治りが悪いことが多く，お腹を温める漢方薬が奏功します．自覚的にお腹が冷える，お腹を触ると冷たい（意思疎通が取れない場合には特に有用），冷たい飲食物の摂取で悪化する，カイロや腹巻きでお腹を温めると改善する，便臭が軽度（あまり臭いがない）などの方法で私はお腹の冷えを予測します． （土倉）

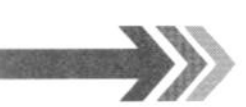

半夏瀉心湯 ⑭

半夏瀉心湯⑭は炎症を抑え温める作用があります．急性期から慢性期まで幅広く使えます．

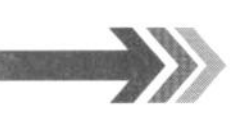

大建中湯 (100)

大建中湯(100)は一般に便秘や腸閉塞に使用しますが，下痢にもよく効きます．お腹が冷えているかがポイントです．

お腹を温めて治す大建中湯(100)！

半夏瀉心湯⑭にもお腹を温める作用がありますが強く冷えている場合には温める作用の強い大建中湯(100)がおすすめです．判断が難しい場合，まずは半夏瀉心湯⑭で試して効果不十分であれば大建中湯(100)を試してみましょう．大建中湯(100)は腹痛や腹部膨満にも対応できます．下痢の急性期は標準治療で亜急性期以降は漢方薬の出番だと思います．　（土倉）

繰り返す胃痛

ファーストチョイス

ストレス

胃炎

胃痛にまずは安中散⑤

西洋医学的アプローチで改善に乏しい時には漢方薬の出番です．私の印象では慢性的な胃痛の原因として，冷え，ストレス，炎症が多いと思います．冷えの関与は冷たい飲食物の摂取で悪化する（夏に悪化），温めると緩和するなどで見当をつけますが，まずは胃を温める安中散(あんちゅうさん)⑤から試しても良いと思います．

（土倉）

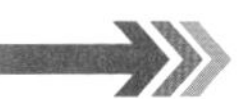

安中散（あんちゅうさん） 5

一時的に胃の調子が悪い患者さんに処方することが多いです．胃を温めながら痛みや嘔気を取ります．OTCの「大正漢方胃腸薬」は安中散（あんちゅうさん）5＋芍薬甘草湯（しゃくやくかんぞうとう）68です．

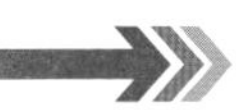

四逆散（しぎゃくさん） 35

ストレス性で胃痛を繰り返している患者さんに選択します．比較的即効性もあるため，ストレスがかかる状況の直前に服用するとより効果的です．

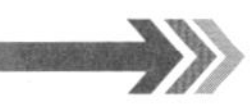

黄連湯（おうれんとう） 120

黄連湯（おうれんとう）120には抗炎症作用と温熱作用があります．胃炎がベースにある胃痛，嘔気，胸焼けなどには第一選択になります．

どうやって漢方薬を選択する？

私の判断方法ですが，症状が悪化したときのストレスエピソード（デイに行き始めたなど）や，不眠・不安などの症状があれば，ストレス性の関与を疑い四逆散（しぎゃくさん）35を試しています．胃の炎症は内視鏡検査でないと直接見られませんが，漢方の世界では舌苔が黄色なら炎症のサインと判断することが多いです．（土倉）

繰り返す腹痛

寒がり

ストレス

上記以外

繰り返す腹痛には漢方薬がお勧め

器質的疾患の関与の可能性が低い，くり返す腹痛には，漢方薬がおすすめです．私の在宅患者さんにおいては大建中湯(100)が最も使用頻度が高く，即効性もあります．効果不十分な場合は大建中湯(100)＋桂枝加芍薬湯(60)，ストレス性のように見えても冷えの関与があり，四逆散(35)＋大建中湯(100)でよいこともあります．

（土倉）

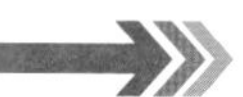

大建中湯 100

在宅医療で腹痛を繰り返す場合には，お腹が冷えていることが意外と多く，温めながら腹痛を緩和する大建中湯100がよく効きます．

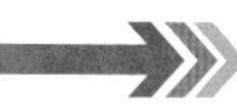

四逆散 35

ストレスが関与した腹痛には四逆散35が代表です．過敏性腸症候群にも頻用されます．特に若年者に対象者が多いです．

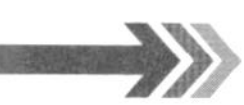

桂枝加芍薬湯 60

桂枝加芍薬湯60には腸管の異常けいれんを緩和させる働きがあり寒がり，ストレス以外の方に用います．

ここだけのお話⑧

生薬は保存方法で変化します．生の食材は時間単位で味が変化します．またドライフルーツも長期間置くと味変します．保険適用エキス製剤は，なんと，ちょっと昔まで消費期限の記載がありませんでした．その後，多くの漢方エキス剤で5年になり，そして3年になりました．僕は5年を超えた漢方薬も自分用には使用してそして効いています．（新見）

腹部膨満感

寒がり

便秘

ストレス

腹部膨満感には西洋薬よりも漢方薬がおすすめ

腹部膨満感に対して，基本的には西洋薬よりも漢方薬のほうが効果が高くおすすめです．傾向としては，非高齢者にはストレスによるものが多く，四逆散(しぎゃくさん)㉟＋香蘇散(こうそさん)⑳，高齢者には便秘や冷えの関与が多く，便秘には麻子仁丸(ましにんがん)126，冷えには大建中湯(だいけんちゅうとう)100を処方します．この３つの病態が併存する場合はキーワードを参考に併用してもOKです．（土倉）

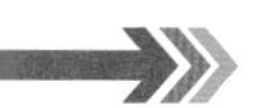

大建中湯 100

寒がりな方には大建中湯100を試します．構成生薬の乾姜や山椒には，お腹を温め腹部膨満を和らげる働きがあります．

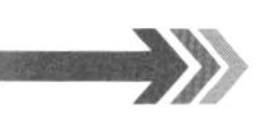

麻子仁丸 126

麻子仁丸126には瀉下作用だけでなく，芍薬や厚朴など，腸管の緊張を緩める生薬が含まれています．

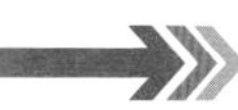

四逆散 35 ＋香蘇散 70

四逆散35に香蘇散70を併用するとがっしりタイプから虚弱タイプまで幅広く対応できます．

第 4 候補の桂枝加芍薬湯60

上記のフローチャートで効果のない場合，桂枝加芍薬湯60で対応します．ホームランは少ないながら，空振りも少ない無難な漢方薬です．桂枝湯45という風邪の漢方薬の芍薬を増量しただけで腹部症状に効くという不思議な漢方薬です．大建中湯100との相性が良く，大建中湯100で効果不十分な時，桂枝加芍薬湯60を併用すると効果的です．　　　（土倉）

腸閉塞

ファーストチョイス

効果不十分

西洋薬にはない効果を期待して

癌性腹膜炎などで状態が悪い場合にはオクトレオチド，ステロイド，オピオイドなどを優先して使用しますが，漢方薬を併用するとさらによい場合もあります．嘔吐をくり返していると服薬は難しいですが，腹痛や腹部膨満には試して良いと思います．漢方薬は腸閉塞の増悪時にも効果がありますが，腸閉塞の増悪予防のほうが効果を発揮します．（土倉）

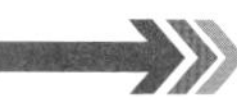

大建中湯 (100)

大建中湯(100)はお腹を温めて腸蠕動を正常化する働きがあります．

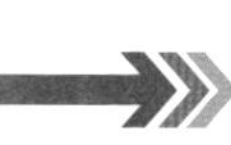

大建中湯 (100) ＋桂枝加芍薬湯 (60)

大建中湯(100)に桂枝加芍薬湯(60)を併用するとさらに効果的です．2 剤を飲むのがつらい方には当帰湯(102) 1 剤で代用します．

ここだけのお話⑨

約 1800 年前に存在したとされている傷寒論ですが，僕はその存在に疑問を持っています．1800 年前の原本が存在しないからです．当時は紙が普及していません．竹や木を縄で繋いで板状にした竹簡や木簡に漆で書き，写本が繰り返されて現在に伝わっています．その写本でもっとも古いものは 1599 年の宋版傷寒論だと思います．（新見）

腰痛

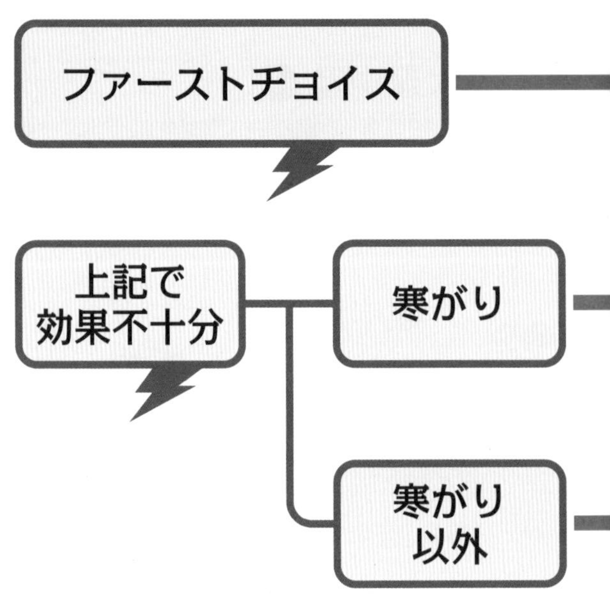

打撲がなくても治打撲一方89！

急性期の場合，まずは治打撲一方89です．治打撲一方89に含まれる大黄で下痢を危惧されるかもしれませんが，急性期は便秘になりやすいです．むしろ急性期の腰痛には便を出したほうが治りやすいため，もし下痢になっても患者さんにはなるべく服用して頂くよう説明しています．慢性期に下痢で困る場合は治打撲一方89を桂枝茯苓丸25へ変更します．（土倉）

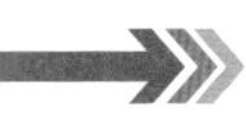

治打撲一方(ぢだぼくいっぽう) 89

治打撲一方89は主に急性期に処方しますが慢性期でもOK です．血流を良くして痛みを取り除くようなイメージです．

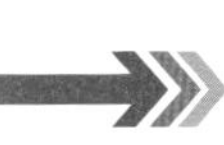

治打撲一方(ぢだぼくいっぽう) 89 ＋大防風湯(だいぼうふうとう) 97

寒がりで慢性的な腰痛の方には大防風湯97を選択します．

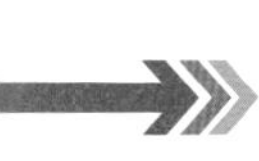

治打撲一方(ぢだぼくいっぽう) 89 ＋薏苡仁湯(よくいにんとう) 52

寒がり以外の方には薏苡仁湯52を処方します．鎮痛作用や筋肉をほぐす作用があり，急性期から慢性期まで幅広く使用できます．

ここだけのお話⑩

西洋医学が発達する前から漢方薬は存在していました．現代的なサイエンスが登場する前に，精一杯の知恵で，当時手に入った生薬と，その組み合わせの漢方薬で治せる症状を探した歴史が漢方の叡智です．西洋医学で治せない症状に漢方薬を使うことは理に叶っています．そして実臨床で患者さんの症状が楽になることを体感してください．（新見）

膝関節痛

熱感あり

熱感なし

漢方薬が意外と効きます

熱感があれば越婢加朮湯(28)が第一選択です．炎症が軽度なら薏苡仁湯(52)を処方します．どちらも水腫に対応できます．効果不十分な場合には治打撲一方(89)を併用します．便がゆるい場合や慢性期には治打撲一方(89)を桂枝茯苓丸(25)へ変更します．私の臨床では西洋医学的治療でも増悪を繰り返す膝関節痛には，漢方薬を服用しているほうが改善は早く，増悪しづらい印象です．(土倉)

冷やすイメージの生薬の
代表は石膏と黄連だよ！
新見

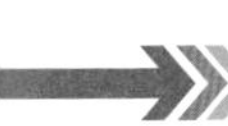

越婢加朮湯 28 ＋治打撲一方 89

越婢加朮湯28は石膏を含んでおり抗炎症作用，清熱作用が強く，患部の炎症が強い場合に第一選択です．関節水腫の改善作用もあります．治打撲一方89を併用するとさらに効果的です．

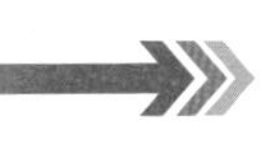

薏苡仁湯 52 ＋治打撲一方 89

薏苡仁湯52は患部の炎症が軽度あるいはほとんどない場合に処方します．治打撲一方89を併用するとさらに効果が増します．

ここだけのお話⑪

生薬の有効成分が判明しているものはわずかです．麻黄のエフェドリン，大黄のセンノシド，甘草のグリチルリチン，附子のアコニチンなどです．しかしそれらが本当に有効性成分かはその成分を含まない生薬を作ることができない現状では不明なのです．「有効成分の１つ」といったイメージです．有効成分が不明な生薬も多数あります．（新見）

こむら返り

頓服

上記で治らない

知っていると便利な疎経活血湯53

芍薬甘草湯68は即効性と飲みやすさが利点です．こむら返りの頻度が少なければ頓用で処方します．頻度が多い場合では，眠前1～2包を一定期間，服用すると治まることもあります．芍薬甘草湯68で効果不十分な場合，私はさらに有効率の高い疎経活血湯53を使用します．疎経活血湯53を定期服用してこむら返りの発症を予防します． （土倉）

88002-903

疎経活血湯53「眠前 2 包」で
90%以上効きます！

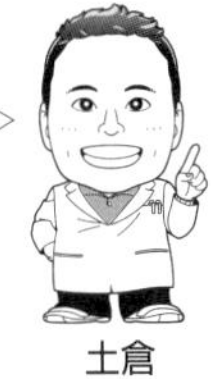

土倉

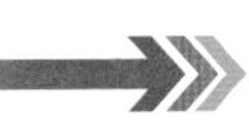

芍薬甘草湯 68

芍薬甘草湯68は甘草の量が多い（6.0 g/日）ため，頓用や短期間で処方します．頻度，程度ともに軽度なら芍薬甘草湯68がおすすめです．

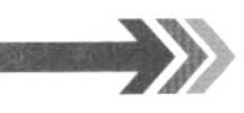

疎経活血湯 53

疎経活血湯53は苦いですが芍薬甘草湯68より効果が高く，甘草の量が少ない（1.0 g/日）ことが利点です．私は芍薬甘草湯68で効果不十分，何度も繰り返す方に処方しています．

疎経活血湯53を効かせるコツ

疎経活血湯53の処方のコツは，1 回の量を 2 包に，そして発作の時間帯に合わせて服用することです．例えば，明け方のこむら返りでは「朝昼夕の食前」よりも「眠前 2 包」のほうが効きます．難点は苦いことですがこむら返りを繰り返して困っていれば飲んでくれます．私の処方は，疎経活血湯53眠前 2 包＋芍薬甘草湯68頓用が多いです．（土倉）

上肢しびれ

ファーストチョイス

効果不十分

頸椎が悪い

冷え，低気圧で悪化するしびれに

基本的にしびれの治療は難しいですが，漢方薬で軽減する場合もあります．特に冷えや低気圧で悪化する方には漢方薬が効く可能性があります．その代表が桂枝加朮附湯(けいしかじゅつぶとう)⑱で，温めて浮腫を除く作用があるためおすすめです．効果が出るまでに時間がかかる場合もありますので数ヵ月程度気長に飲んでもらいましょう．

（土倉）

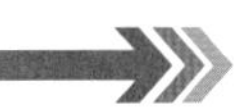

桂枝加朮附湯 ⑱

冷えや低気圧で悪化する方に特におすすめです．甘草が気になる場合には真武湯㉚で代用可能です．

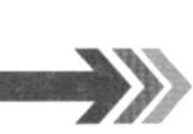

桂枝加朮附湯 ⑱ ＋ 当帰四逆加呉茱萸生姜湯 ㊳

当帰四逆加呉茱萸生姜湯㊳には末梢循環の改善，温熱・鎮痛作用があり，私は末端冷え症タイプのしびれに処方します．苦いことが難点です．

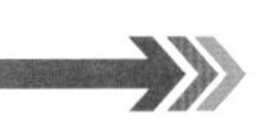

葛根湯 ① ＋治打撲一方 (89)

頸部～上肢の血流を改善し筋緊張を緩和します．1 剤しか飲めない場合は葛根湯①を選択しますが寒がりなら葛根加朮附湯（三和生薬）のほうがおすすめです．首こりにも効きます．

ここだけのお話⑫

有効成分と指標成分は異なります．指標成分はその生薬と認めるために規定されている成分です．日本薬局方には多くの生薬で指標成分とその濃度が規定されています．多くの生薬で有効成分が不明な現状では，漢方薬の品質を（バラツキの少なさ）を確証する方法はありません．使って効いたという相関だけが品質を規定します．（新見）

下肢しびれ

下腿浮腫＋冷え

血行不良＋冷え

痛み＋冷え

改善する希望が大事

下肢のしびれは西洋医学的治療でも困難な場合が多く，漢方薬でも難しい領域です．それでも漢方薬には体質改善効果もあるため気長に漢方薬を飲むことで，徐々に改善していく可能性があります．難治性でも改善する希望を持てるのが漢方薬のメリットだと思います．また，漢方薬には多彩な作用があるため，しびれ以外の症状が改善することもあります．（土倉）

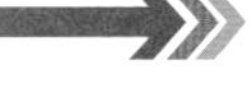

牛車腎気丸 107

高齢者向けの漢方薬ですが高齢者でなくても処方可能です．冷えがなければ六味丸87を処方します．

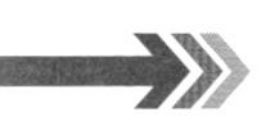

当帰四逆加呉茱萸生姜湯 38

下肢の血行不良等が目立つ場合におすすめです．冷えがなければ桂枝茯苓丸加薏苡仁125にします．

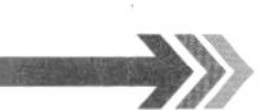

大防風湯 97

痛みを伴う場合におすすめです．冷えがなければ疎経活血湯53にします．

効果不十分な場合は併用する

下肢しびれで困っている患者さんの足は冷えがちなので，私は温める作用の漢方薬を処方することが多いです．また，厚めの靴下や足湯など，漢方薬以外の方法も活用します．1剤では効果不十分な時，上記の漢方薬を組み合わせます．牛車腎気丸107と大防風湯97は地黄（胃もたれとなる生薬）を含有するため，食後の服用をおすすめします．（土倉）

繰り返す尿路感染症

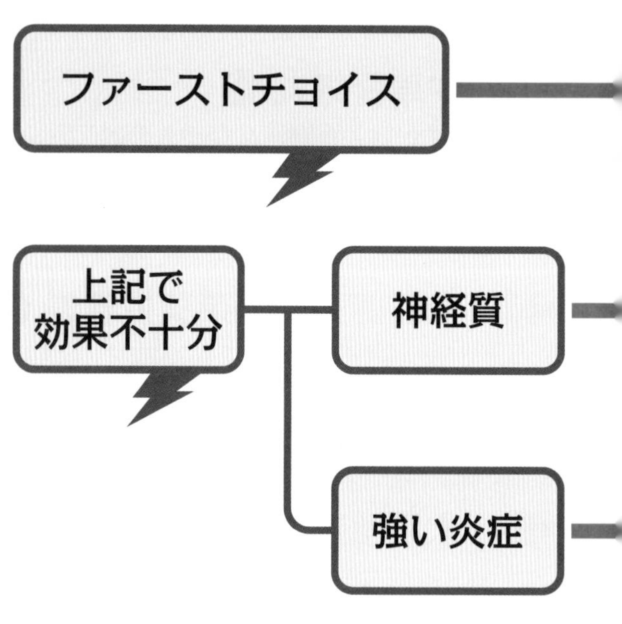

尿路感染症といえば猪苓湯40！

膀胱炎や腎盂腎炎などの尿路感染症を繰り返す場合，私は猪苓湯40を第一選択で処方しています．猪苓湯40は一定の効果があるうえに，比較的飲みやすく，副作用がほとんどありませんのでおすすめです．猪苓湯40で効果不十分な場合，2剤を服用できるならば，猪苓湯40は継続したまま症状に合わせて漢方薬を追加しています． （土倉）

猪苓湯 40

猪苓湯40には利水作用と軽度の抗炎症作用があります．膀胱内を洗浄してくれるイメージです．漢方薬を使用することで尿路感染症の頻度が減る印象です．

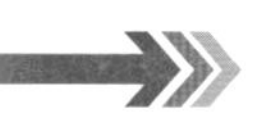

猪苓湯 40 ＋清心蓮子飲 111

清心蓮子飲111には抗炎症作用と軽度の精神安定作用があります．尿路感染症を繰り返す神経質な女性向けのイメージです．

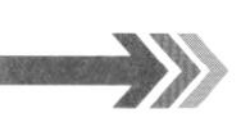

猪苓湯 40 ＋竜胆瀉肝湯 76

竜胆瀉肝湯76は軽度の利水作用と強い抗炎症作用で，膀胱炎，尿道炎，前立腺炎，腟炎などの泌尿器系の炎症を抑えます．

繰り返す尿路感染症の心強い味方

尿路感染症を繰り返すと，耐性菌の問題や，入院によるADL低下など，さまざまな問題が発生します．再発予防策が少ない分野の1つです．在宅医療でも対応に困りますので，漢方薬の存在は大変貴重です．ゆっくり効果が出ることもあるので数ヵ月かけて内服してもらいます．漢方薬を服用するほうが，頻度や程度が減る印象です．（土倉）

繰り返す血尿

ファーストチョイス

猪苓湯 40

主に尿路感染症による血尿を繰り返す場合には猪苓湯40を処方します.

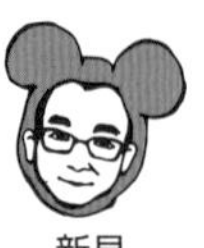

血尿にも漢方薬でアプローチ

尿路感染症が原因で血尿を繰り返す場合，私は猪苓湯40を試しています．尿路感染症以外の原因による出血であれば，芎帰膠艾湯77を選択します．芎帰膠艾湯77は止血作用を有する漢方薬で，注意すべき副作用は胃もたれです．通常の止血剤による治療なども行いますが，それでも持続する場合は漢方薬でゆっくり待ちましょう．（土倉）

夜間頻尿

ファーストチョイス

牛車腎気丸（ごしゃじんきがん）107

寒がりの方の加齢性の頻尿や，尿量が日中に少なく夜間に多い方などに牛車腎気丸107を処方します．夜間尿が 1 回減る程度の改善でも喜ばれます．

まずは夜間のトイレを 1 回減らそう！

牛車腎気丸107は温熱，水代謝調節，アンチエイジングなどに効果があるため，私は加齢性や，寒いと増える頻尿に処方しています．日中，下肢に貯まった水分が寝ている間に腎臓に戻り尿量が増える方には効果が乏しいことも経験しますが日中の利尿を促す牛車腎気丸107を試す価値はあります．不眠が原因の夜間頻尿には加味帰脾湯（かみきひとう）137を処方しています．（土倉）

コラム　在宅服薬指導

在宅服薬指導は，在宅療養を行っている患者さんに，薬剤師が処方医の指示に基づき実施します．

在宅服薬指導には，薬歴管理，服薬指導，服薬支援，薬剤の服薬状況・保管状況及び残薬の有無の確認などを行うだけでなく，訪問した結果を処方医に報告することまでが含まれます．患者さんが要介護認定を受けている方の場合は，処方医だけでなくケアマネジャーにも訪問した結果を情報提供します．

病気，障がい，要介護などで通院・来局が困難な方や，自宅での薬の使用や管理に不安がある方で，医師がその必要性を認めて薬剤師に訪問を指示し，訪問サービスの利用にご本人（またはご家族）が同意すると訪問での服薬指導が始まります．訪問服薬指導のサービスを受けた際は，お薬代以外に薬剤師の訪問に関わる費用がかかりますが，より詳細な服薬指導や相談にのってもらえるというメリットがあります．毎日の服薬に不安があり，副作用やリスクが気になる場合は薬剤師にご相談ください．

介護保険を利用している患者さんが，薬剤師の訪問服薬指導を利用することで，介護保険で利用できる金額が減ってしまうのではとサービスを受けるのをためらうケースがよくあります．介護保険をご利用の場合，薬剤師が訪問して行う服薬指導はケアプランに含まれる介護保険内のサービスです．しかし，サービス利用限度額（区分支給限度基準額）には含まれませんので安心してご相談ください．

（中山）

尿路不定愁訴

ファーストチョイス

清心蓮子飲 ⓫⓫

残尿感や排尿痛などの尿路不定愁訴には清心蓮子飲⓫⓫です．精神安定作用だけでなく，泌尿器系への抗炎症作用もあります．

メンタルと炎症に効く清心蓮子飲⓫⓫

　残尿感や排尿痛などは膀胱炎や前立腺炎などが原因のこともありますが，標準的アプローチで改善しない，あるいは繰り返す場合，そして検査で異常がない場合などは困ると思います．私はメンタルにも炎症にも効果のある清心蓮子飲⓫⓫を処方していますが，どちらかといえば女性向けで，男性には竜胆瀉肝湯㊻を処方することが多いです．（土倉）

咽頭痛（風邪）

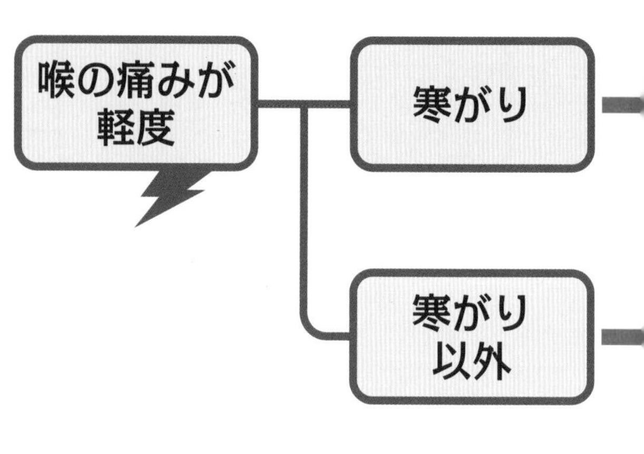

喉がかなり痛む

コツは超初期に多く飲むこと

風邪の咽頭痛には，①免疫力を高め風邪全体を治す漢方薬と，②喉の炎症を直接治す漢方薬があります．①には葛根湯❶や麻黄附子細辛湯(127)，②には桔梗湯(138)があり，小柴胡湯加桔梗石膏(109)は①と②を併せもつ漢方薬です．風邪のひき始めに漢方薬を数時間ごとに服用し，その日にウイルスや炎症を仕留めることがコツです。（土倉）

附子は体を温めるよ！

新見

麻黄附子細辛湯 127 ＋桔梗湯 138（頓用）

麻黄附子細辛湯127は，体を温めて咽頭痛や風邪を治します．急性期から慢性期まで使えます．寒がりで喉がイガイガしていることが多いです．

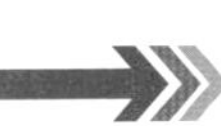

葛根湯 1 ＋桔梗湯 138（頓用）

風邪の初期の咽頭痛（軽度）には葛根湯1です．亜急性期以降は小柴胡湯加桔梗石膏109を用います．

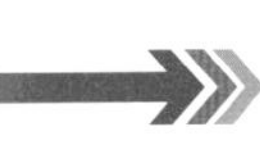

葛根湯 1 ＋小柴胡湯加桔梗石膏 109

咽頭痛が強い場合に処方します．1剤希望の場合は小柴胡湯加桔梗石膏109です．PSL 20〜30 mg/日を3日間，使用する場合もあります．

桔梗湯138も人気です

桔梗湯138は龍角散®にも含まれ，喉の炎症や疼痛を抑える“漢方薬のトローチ”のイメージです．咽喉粘膜からも吸収されるため，お湯に溶かしてうがいした後，そのまま飲む方法が即効性もありおすすめです．喉が痛い時に1日3〜6包など適宜服用します．桔梗湯138は甘いので，お湯がない時は顆粒を口に含み唾液で溶かしながら飲む方法もあります．（土倉）

水様性の鼻汁

ファーストチョイス

効果不十分

寒がり

水様性鼻汁には漢方薬がおすすめ

上記の漢方薬は鼻汁だけでなく，風邪自体を治すので水様性鼻汁の風邪には西洋薬よりも優先して処方しています．寒冷刺激で悪化する鼻汁には温める治療が正攻法ですが，西洋薬にはないので小青竜湯(しょうせいりゅうとう)⑲や麻黄附子細辛湯(まおうぶしさいしんとう)⑫⑦などの温める漢方薬は貴重です．アレルギー性の鼻汁には，抗アレルギー薬に上記の漢方薬を併用するとさらに効果が増します．（土倉）

2つはなかなか
飲めないよ！
1日2回でも効くよ！
新見

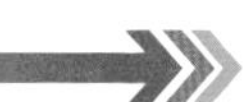

小青竜湯 (19)

小青竜湯(19)は風邪，アレルギー，冷えが関与する水様性鼻汁のすべてをカバーします．

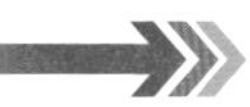

小青竜湯 (19) ＋五虎湯 (95)

効果不十分な場合は五虎湯(95)を併用します．咳嗽や多少の喀痰にも対応可能です．寒がりな方には，小青竜湯(19)＋麻黄附子細辛湯(127)です．

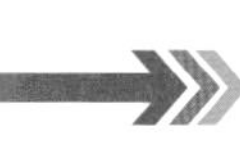

麻黄附子細辛湯 (127)（＋小青竜湯 (19)）

附子が含まれる麻黄附子細辛湯(127)は小青竜湯(19)よりも温める力が強く，寒がりな方に処方します．

併用で効果アップ

1剤では効果不十分で2剤飲める場合は小青竜湯(19)＋五虎湯(95)，麻黄附子細辛湯(127)＋小青竜湯(19)のように併用します．併用すると麻黄の量が増えるため，胃もたれ，口渇，尿閉等に注意します．鼻閉が強い場合は小青竜湯(19)に次頁の辛夷清肺湯(104)を併用します．食事中の頻回な鼻水は，寒がりな高齢者に多くみられ，麻黄附子細辛湯(127)がおすすめです．（土倉）

粘稠性・黄色の鼻汁

ファーストチョイス

辛夷清肺湯 (104)

水様性鼻汁のファーストチョイスは小青竜湯⓳ですが，粘稠性，黄色，炎症性の鼻汁は辛夷清肺湯(104)です．

粘稠性・黄色の鼻汁に幅広く処方

辛夷清肺湯(104)は主に鼻周囲の抗炎症作用に優れます．粘稠性，黄色の鼻汁の原因として，風邪，副鼻腔炎，慢性鼻炎などがありますが，すべて辛夷清肺湯(104)で対応可能です．やや苦いのが難点ですが，飲めるのであれば老若男女に処方できます．黄芩や甘草が入っているので肝障害や偽アルドステロン症に注意です．必要に応じて抗菌薬を併用することもあります．（土倉）

繰り返す副鼻腔炎

ファーストチョイス

辛夷清肺湯 (104)

辛夷清肺湯(104)は副鼻腔炎を得意とする漢方薬で，炎症を抑え，潤し，喀痰や鼻閉の改善作用があります．少量のマクロライド系抗菌薬＋去痰薬＋鼻洗浄のイメージです．

副鼻腔炎を繰り返す患者さんに

辛夷清肺湯(104)は副鼻腔炎の急性期よりも慢性期の増悪予防の方が効果的な印象です．副鼻腔炎を繰り返す患者さんに普段から辛夷清肺湯(104)を服用してもらうと，黄色鼻汁，鼻閉，後鼻漏などの症状が安定しやすく，抗菌薬の減少にもつながるため大変貴重な漢方薬です．抗炎症作用のある小柴胡湯加桔梗石膏(109)を併用するとさらに効果的です．（土倉）

鼻閉

ファーストチョイス

辛夷清肺湯 104

辛夷清肺湯104は副鼻腔炎，慢性鼻炎，鼻茸などの鼻閉にも対応できます．西洋医学的治療で効果不十分な場合でも辛夷清肺湯104で改善することがあります．

僕は麻黄附子細辛湯127だよ！

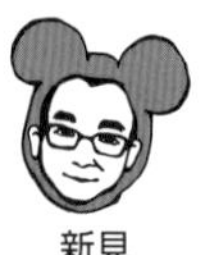

新見

初期だと改善の余地あり

耳鳴りは西洋医学でも難渋します．漢方薬という治療選択肢があることは大きいと思います．基本的には自律神経調節作用のある漢方薬で対応します．耳鳴りがあると不眠や精神的に落ち込むこともありますが，加味帰脾湯137はそういった症状も幅広くカバーしてくれる漢方薬です．イライラしている場合は温清飲57を使うこともあります．（土倉）

耳鳴り

ファーストチョイス

加味帰脾湯 137

加味帰脾湯137は自律神経調節作用，抗うつ作用などがあります．耳閉感などの耳管開放症の治療薬としても知られています．

耳鳴りは治るより
慣れるんだよー！

新見

ここだけのお話⑬

経験的に生薬の選品技術は蓄積されました．選品とはある生薬から薬効がある生薬を選ぶ知恵です．漢方薬では効能・効果は複数存在します．生薬の効能・効果も実は複数です．それぞれの効能・効果に対して選品が行われるはずですが，有効成分が明確でない現状では昔の知恵に基づいた選品技術が正しいとする根拠はありません．（新見）

コラム　おまけ：漢方医あるある⑩

①漢方医は熱い人が多い．周囲から何を言われても「自分が良いと思うものは良い」と信念を貫く．

②いろいろな流派があるが，自分のやり方が最もやりやすいと思っている．漢方には漢方医学の追求（縦方向）も普及（横方向）も大事だが，漢方医によって得意不得意があったりする．

③漢方は即効性がないと言われると「即効性はあるよ」と言い返すが，患者から症状が変わらないと言われると「ゆっくり効いてくるから」と説明している．

④自分の体を治すのは下手．あれこれ迷って処方が定まらない．

⑤漢方医の集まりでは漢方が当たり前の気分になるが，西洋医の集まりでは急に西洋モードになる．西洋医から漢方の質問をされると嬉しい．

⑥患者には漢方薬で良くなったと感じてもらいたい．患者の「効いた」「効かなかった」に一喜一憂してしまう．漢方が否定されると自分自身が否定された気持ちになる．

⑦自分がある漢方薬にハマっている時，なぜかその適応の患者がよく来院される，あるいは適応者に見えてしまう．

⑧患者から「痩せる漢方薬を下さい」と言われるとテンションが下がる．

⑨いろいろと漢方問診，診察をして処方提案した後に，患者から西洋薬を希望されて凹む．

⑩自宅に多くの漢方薬を常備し，普段も持ち歩いている．家族にも飲ませて良くなったら得意げ．

（土倉）

口腔内乾燥

ファーストチョイス

麦門冬湯（ばくもんどうとう）㉙

麦門冬湯（ばくもんどうとう）㉙は口腔内や気道などの粘膜を潤して咳を止める漢方薬です．咳がなく乾燥感のみでも使用可能です．加齢性だけでなく，抗コリン薬の副作用の口腔内乾燥などにも使えます．

ここだけのお話⑭

煎じ薬は自作のカレーライスやブレンドコーヒーです．エキス製剤はレトルトカレーやインスタントコーヒーのイメージです．自分で作るには相当の修練が必要ですが，レトルトカレーやインスタントコーヒーは選べば良いのです．選ぶのであれば明日からでも使用可能です．副作用も稀ですから躊躇せずに困っている患者さんに使用しましょう．（新見）

繰り返す頭痛

起床時

低気圧で悪化

女性

男性

頭痛は丁寧な問診から

私は「どのような状況で頭痛が増悪するか」をヒントに漢方薬を選択しているため，問診が非常に重要だと思います．患者さんからの訴えだけでなく，こちらから上記のフローチャートの状況で悪化することがないかを積極的に聞き出すようにしています．フローチャートに症状が当てはまれば試してみるチャンスです．（土倉）

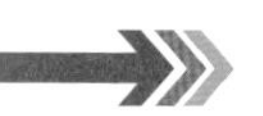

釣藤散 47

起床時の頭痛は高齢者に多くみられますが，どの世代でも対応可能です．

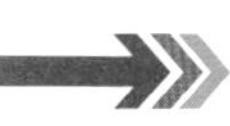

五苓散 17

低気圧で悪化する方には五苓散17が効きます．

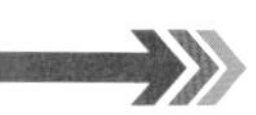

加味逍遙散 24

非高齢者の女性の緊張型頭痛や月経周期の頭痛などにおすすめです．

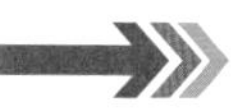

柴胡加竜骨牡蛎湯 12

非高齢者の男性の緊張型頭痛などにおすすめです．

慢性頭痛には 2 剤併用が多い

頭痛を繰り返す場合，病態の混在が多く，漢方薬の 2 剤併用が必要なことも経験します．フローチャートのキーワードを参考に併用してみてください．また，五苓散17には用量依存性があるため，低気圧で悪化する頭痛の発作時（あるいは発作前）に倍量を飲むこともあります．緊張型頭痛には桂枝茯苓丸25の併用がさらに効果的です．（土倉）

頭蓋内疾患のない方のめまい

起立性または頭位性

浮動性または動揺性

西洋薬よりも効くと思います

私は頭蓋内疾患のないめまいには漢方薬を選択することが多いです．苓桂朮甘湯（りょうけいじゅつかんとう）㊴のタイプが最も多く，高齢者では真武湯（しんぶとう）㉚のタイプも比較的多くみられます．問診でどのような時にめまいが悪化するかを確認することが大切で，起立性＋浮動性のように混在する場合は苓桂朮甘湯（りょうけいじゅつかんとう）㊴でよいです．フレイルによるふらつきの場合は対応が異なりますので注意します．（土倉）

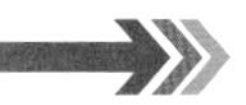

苓桂朮甘湯 ㊴

坐位や立位，頭を動かすことで悪化するめまいは苓桂朮甘湯㊴で対応します．甘草が比較的多く含まれるため高齢者への長期投与は注意です．

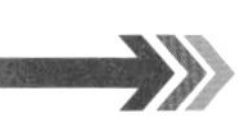

真武湯 ㉚

歩行時にフワフワしたり，クラっとするめまいは真武湯㉚で対応します．甘草は含まれません．温める漢方薬なので寒がりの方向けです．

ここだけのお話⑮

漢方薬は，西洋薬と食品の中間です．投薬を悩んだ時に西洋薬は「使用せず」，漢方薬は「使用する」を選んでいます．日本の漢方薬は中国や韓国の漢方薬に比べると使用する生薬量が 1/10 から 1/3 といわれています．ですから食事の延長と思って使用することをすすめています．しかし，薬効があれば稀に副作用も生じます．（新見）

頭蓋内疾患（慢性期）のめまい

ファーストチョイス

五苓散（ごれいさん）⑰

脳腫瘍や脳梗塞（慢性期）などの疾患があり，西洋医学的治療を行ってもめまいを繰り返している場合は五苓散（ごれいさん）⑰がおすすめです．

ここだけのお話⑯

煎じ薬（湯剤）は生薬をお湯に入れて半分まで煮詰めて内服します．散剤は生薬をそのまま砕いて内服します．丸剤は散剤を蜂蜜に熱を加えた煉蜜で丸状にします．漢方エキス製剤は散剤も丸剤も，実は湯剤として生薬を煮詰めて製造しています．ティーバッグの紅茶を通常通りに飲むのと，ティーバッグの中身だけを内服するイメージです．　（新見）

物忘れ

ファーストチョイス

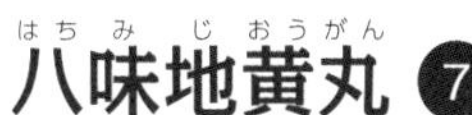

八味地黄丸 7

もし本人や家族から「最近，物忘れがひどくて」と漢方薬の相談をされたら試してみましょう．

僕は遠志を含む加味帰脾湯137かな！

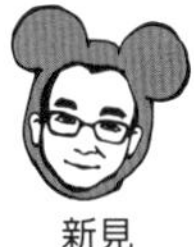

アンチエイジングを期待して

八味地黄丸7はアンチエイジングを期待して処方する代表的な漢方薬です．高齢者の腰痛，下肢の浮腫・冷え・しびれなどにも使われています．物忘れの原因が抑うつや不眠と思われる場合には加味帰脾湯137，体力の低下が目立つなら人参養栄湯108をトライしてみましょう．もちろん，運動や食事など漢方薬以外の方法も大事です．（土倉）

認知症の周辺症状

イライラ，せん妄

うつっぽい

活気がない

緊急性がない場合は副作用の少ない漢方薬がおすすめ

抗精神病薬などと比較して，漢方薬は副作用が少ないことが利点だと思います．漢方薬で改善する場合は「そういえば最近良くなっているよね」と，自然な感じで落ちつくことが多い印象です．症状が強い場合や介護者が困る場合などでは，西洋薬を優先して使用することもあります．（土倉）

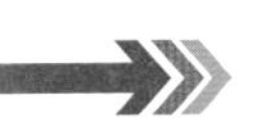

抑肝散（よくかんさん） 54

西洋薬と比較して鎮静作用はマイルドですが，過度な鎮静がないのはメリットです．

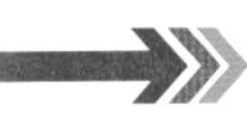

加味帰脾湯（かみきひとう） 137

不眠，倦怠感（特に午前中），うつっぽい症状などが加味帰脾湯137の良い適応です．

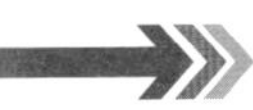

釣藤散（ちょうとうさん） 47

活気がない，ボーッとしている時には釣藤散47です．脳の血流を良くして，頭をシャキッとさせるイメージです．

呼吸器 消化器 整形外科 泌尿器 耳鼻咽喉 神経内科 精神科 皮膚科 循環器 がん 小児科 医療処置 その他 介護者

ここだけのお話⑰

漢方薬は歴史的な裏付けを根拠に西洋薬に必須とされる臨床試験を経ずに保険適用されました．1975 年以前は各メーカーが独自に経験知から申請し認可されていました．そのためメーカーごとに様々な保険病名が収載されています．1975 年以降は基本的に保険適用漢方薬の効能効果は「一般用漢方処方の手引き」に準じて収載されています．（新見）

怒り・興奮

ファーストチョイス

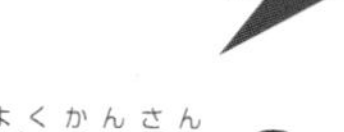

抑肝散（よくかんさん） 54

脳出血後などの頭蓋内疾患，高次脳機能障害，性格など，どんな原因でも，怒りや興奮などの交感神経亢進タイプには抑肝散（よくかんさん）54がおすすめです．

介護者が疲弊しないように注意

抑肝散（よくかんさん）54には鎮静作用だけでなく体力を補う作用もあります．疲れた時にイライラしやすい，イライラすると疲れるのでこのような配合なのでしょうか．虚弱者向けの漢方薬ですが，老若男女に幅広く使えます．顔が赤い人には黄連解毒湯（おうれんげどくとう）15，効果不十分なら私は少量のチアプリドやクエチアピンなども処方します．

（土倉）

うつっぽい

ファーストチョイス

加味帰脾湯（かみきひとう）137

加味帰脾湯137はうつっぽい方の自律神経を調節し気力や体力を補います．不眠，倦怠感，軽度のイライラなどにも対応できます．

漢方は，～もどき，～みたい，～っぽい症状に効くんだよ！

新見

呼吸器 消化器 整形外科 泌尿器 耳鼻咽喉 神経内科 精神科 皮膚科 循環器 がん 小児科 医療処置 その他 介護者

ここだけのお話⑱

漢方薬は臨床試験を経ずに保険適用されています．歴史的な裏付けのみで保険適用されています．そして煎じ薬で使われていた生薬量をエキス製剤でも踏襲しています．ですから添付文書にある用量が最適であるかは実は不明です．そして子ども量の記載もありません．添付文書にあるように「適宜増減」したほうが効く可能性を否定できないのです．（新見）

不眠

ファーストチョイス

加味帰脾湯 137

加味帰脾湯137の効果はマイルドですが副作用が少ないため，漢方薬を希望する場合は積極的に試してよいと思います．

自律神経の調節作用もメリット

加味帰脾湯137を不眠に使う場合，自律神経のバランスを整えるイメージで，寝る前だけでなく，「朝・寝る前」のように処方することが多いです．朝に服用しても基本的には眠くはなりません．不眠だけでなく不安や動悸などの自律神経症状や倦怠感にも効果があります．高齢者には意外と西洋薬の睡眠薬を処方することも多いです．（土倉）

皮脂欠乏性皮膚炎

ファーストチョイス

当帰飲子(とうきいんし) (86)

通常は保湿剤やステロイド軟膏を処方しますが，それでも乾燥してかゆい時は当帰飲子(とうきいんし)(86)です．滋潤（潤す）作用と止痒作用があります．

当帰飲子(とうきいんし)(86)には四物湯(しもつとう)(71)が入っているんだよ！

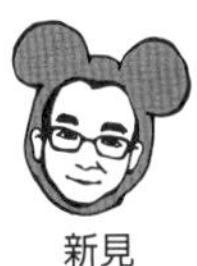

新見

西洋治療優先ですが，漢方薬も意外と効きます

皮脂欠乏性皮膚炎は，通常まずは西洋医学的アプローチを試みます．多くの方は良くなりますが，それでも効果不十分な方に漢方薬を併用しています．かゆみがなく皮脂欠乏症のみでも OK です．高齢者の難治性の湿疹や痒疹などに効くことがあります．炎症の強い方には温清飲(うんせいいん)(57)を処方しています．2 剤を併用することもあります．（土倉）

しもやけ

ファーストチョイス

当帰四逆加呉茱萸生姜湯 ㊳

しもやけに代表的な漢方薬です．苦いですが，辛抱強く飲んでもらいましょう．

苦いけれどおすすめです

当帰四逆加呉茱萸生姜湯㊳は，通常のしもやけには一定の効果があり，おすすめです．「多少は赤くなるがこれ以上は悪化しない」といった感じで改善する場合もあります．シーズンのみの服用でもよいですが，難治性の場合は体質改善を目的に通年で服用してみましょう．しかし，膠原病などの基礎疾患があると効きにくいこともあります．　（土倉）

帯状疱疹後神経痛

ファーストチョイス

桂枝加朮附湯⑱＋十全大補湯㊽

漢方薬がよい場合も意外とあるのでおすすめです．桂枝加朮附湯⑱のみでもOKですが，十全大補湯㊽を併用したほうが効果的です．

僕は麻黄附子細辛湯127だよ！

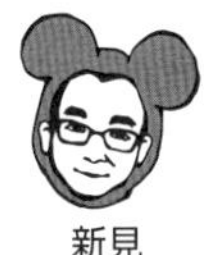

疼痛が強ければNSAIDsや鎮痛補助薬も併用

漢方薬を希望された時は桂枝加朮附湯⑱＋十全大補湯㊽を試してみましょう．温めながら微小な神経浮腫を除去し，ダメージを受けた神経細胞の再生を補助してくれるイメージです．月単位で徐々に改善していく感じですが，疼痛で困っている患者さんが少しずつでも良くなると喜ばれることが多いです．（土倉）

蜂窩織炎

ファーストチョイス

越婢加朮湯㉘

体表面の炎症性浮腫には越婢加朮湯㉘です．発症初期から抗菌薬と併用してもよいですが，特に役立つのは亜急性期以降で熱感，浮腫，疼痛などが残っている場合です．

長引いたら僕は柴苓湯(114)を使っているよ！

新見

炎症や浮腫を取りのぞく漢方薬

蜂窩織炎は基本的に抗菌薬で対応しますが，炎症が取りきれない場合，漢方薬を併用すると治りが早まります．越婢加朮湯㉘は主に体表面に対して，炎症や浮腫を抑え，清熱します．効果不十分な場合には治打撲一方(89)や桂枝茯苓丸㉕を併用してみましょう．甘草が含まれるため長期服用には注意です．

（土倉）

褥瘡

ファーストチョイス

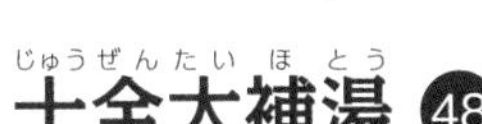

褥瘡は西洋医学が主軸です．治療困難な方に漢方薬を併用しています．皮膚の再生には十全大補湯48が効果的ですが，胃もたれに注意です．

十全大補湯48で皮膚も体力も回復

十全大補湯48には皮膚の再生を助ける四物湯71や皮膚を丈夫にする黄耆が構成生薬に含まれています．効果はゆっくりですので気長に飲んでもらいましょう．胃もたれの原因となる地黄が含まれているので胃の弱い方には食後の服用をおすすめしています．肉芽形成が不十分で浸出液が少ない場合は漢方薬の塗り薬，紫雲膏501を試すこともあります．（土倉）

起立性低血圧

ファーストチョイス

苓桂朮甘湯 39

起立性低血圧には西洋薬よりも苓桂朮甘湯39を優先して使います．血圧上昇はなくても症状が軽減することが多いです．

僕は半夏白朮天麻湯37だよ！ 効かないっていう先生もいるよ！

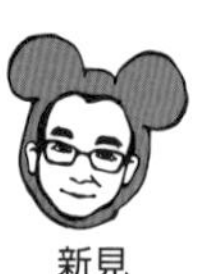

甘草の副作用に注意！

苓桂朮甘湯39は末梢血管抵抗の増加など血管運動神経系に働くため，立ちくらみ程度や頭の向きで悪化するめまいなどにはよく効きますし，起立性低血圧や起立性調節障害にもおすすめです．甘草が2.0 g/日と比較的多いため1日2包で処方することが多いです．パーキンソン病などの基礎疾患があり，症状が強い場合はドプス® などを使うこともあります．（土倉）

動悸

ファーストチョイス

桂枝加竜骨牡蛎湯 ㉖

高齢者を含めた虚弱者で，動悸症状や不安などの訴えが強い方に処方します．ベンゾジアゼピンを処方する前に試しましょう．

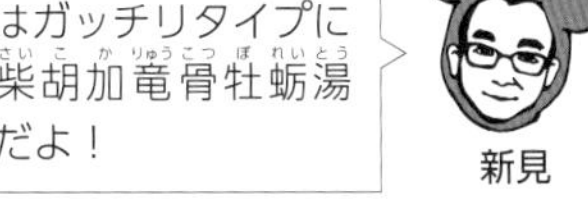

自律神経を整える漢方薬

不整脈のない動悸や，期外収縮などには漢方薬がおすすめです．不整脈の頻度は変わらなくても，漢方薬で症状が楽になることがあります．桂枝加竜骨牡蛎湯㉖に含まれる竜骨，牡蛎には動悸を減らす作用があります．全体的な自律神経のバランスも整え，不眠や不安を改善します．効果不十分なら半夏厚朴湯⑯を併用します．（土倉）

胸痛（心臓神経症）

ファーストチョイス

効果不十分

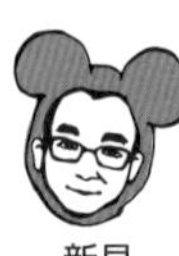

新見

心因性には
漢方薬が効くね！

心因性の胸痛にはダントツ！

胸痛の原因の最多は肋軟骨炎ですが，押さえると痛いので簡単に診断できます．心因性の場合，「痛い」よりも「苦しい，圧迫される」などの表現が多く，私はベンゾジアゼピンよりも先に漢方薬を試すことが多いです．心因性の胸痛に使う漢方薬のなかでも半夏厚朴湯（はんげこうぼくとう）⑯はダントツ1位の使用頻度です．

（土倉）

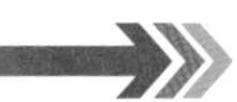

半夏厚朴湯 ⑯

心因性の胸痛には半夏厚朴湯⑯がよく効きます．筋骨格系の胸痛には半夏厚朴湯⑯は効かないので気をつけましょう．

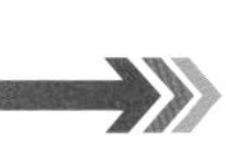

半夏厚朴湯 ⑯ ＋加味帰脾湯 137

半夏厚朴湯⑯で効果不十分な場合には加味帰脾湯137を併用します．

半夏厚朴湯⑯をベースに漢方薬を併用

半夏厚朴湯⑯単独で効果不十分な場合や，不眠・不安・イライラ・抑うつなどの症状を伴う場合は，自律神経を整え，ストレス症状に効果のある柴胡含有漢方薬を併用します．非高齢者の女性には加味逍遙散㉔，非高齢者の男性には柴胡加竜骨牡蛎湯⑫，高齢者や抑うつ傾向には加味帰脾湯137を選択します．

（土倉）

心不全

ファーストチョイス

浮腫が主体

息切れが主体

西洋薬で効果不十分なら漢方薬

私は西洋薬で効果が不十分で困った時に漢方薬を検討します．五苓散⑰は，標準治療で浮腫や胸水が残る場合，木防已湯㊱は息切れが残る場合に使うと症状が軽減することを経験します．漢方薬の良さがより活かされるのは，心不全自体の治療よりも心不全患者の体調管理（便秘，食欲不振，倦怠感など）のほうだと思います。　　（土倉）

心不全患者の体調管理
には漢方です！

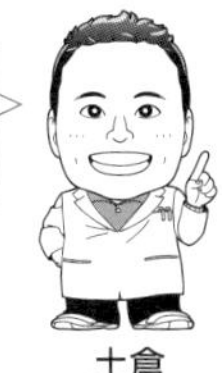

土倉

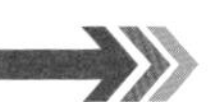

フロセミド錠

心不全の治療は西洋薬が中心になります．可能な限り心保護薬を入れて利尿薬をなるべく減らします．

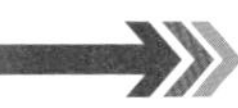

フロセミド錠＋五苓散⑰

効果不十分な患者さんに漢方薬を追加します．浮腫には五苓散⑰です．水のアンバランスを整えます．

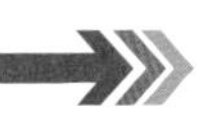

フロセミド錠＋木防已湯㊱

木防已湯㊱には血管拡張作用や心収縮力増大作用があります．典型的には低心機能で肺うっ血や息切れがある方に処方します．

ここだけのお話⑲

エキス製剤は煎じ薬に比べて保管や携行に優れ，内服も容易です．煎じ薬では漢方薬に生薬を加えたり抜いたりすることが自由自在に可能です．また構成生薬の分量の加減も意のままに可能です．保険適用漢方エキス製剤は残念ながらそんな自由が利きません．ですから，僕にはエキス製剤の登場は漢方の進歩の終焉の始まりに思えるのです．（新見）

がん患者の倦怠感

ファーストチョイス

十全大補湯 ㊽

私はがん患者さんの倦怠感や化学療法による倦怠感などに十全大補湯㊽を処方しています．なお，悪液質を伴うようになればステロイドを使用します．

ステロイドの前段階に

悪液質を伴わない時期の倦怠感は漢方薬の良い適応だと思います．特に十全大補湯㊽がおすすめですが，地黄が含まれているため胃もたれや食欲不振などに注意します．食欲不振や胃の症状がある方には，補中益気湯㊶で対応します．普段から予防的に飲んでおくと悪化しづらくなり，アドヒアランスも上がります．

（土倉）

がん患者の食欲不振

ファーストチョイス

茯苓飲合半夏厚朴湯 116

悪液質より前の段階の患者さんに処方しています．ストレスの関与もカバーします．

僕は六君子湯43を
処方しているよ！

新見

がん患者さんのストレスにも対応

茯苓飲合半夏厚朴湯116は，六君子湯43の構成生薬の多くが含まれ，さらにストレスにも対応する枳実が加わった漢方薬です．がん患者さんは，将来に不安やストレスを感じていることが多いので，六君子湯43よりも茯苓飲合半夏厚朴湯116のほうがおすすめです．西洋薬では，スルピリドのイメージです．

（土倉）

コラム　がんに漢方薬は効くの？

在宅医療の患者さんの多くががんを患っています．漢方薬が少しでもがんに対して効果があれば素晴らしいことです．三和生薬の十全大補湯の効能・効果は，「貧血して皮膚および可視粘膜が蒼白で，栄養不良，痩せていて食欲がなく衰弱しているものの次の諸症：衰弱（産後，手術後，大病後）などの貧血症，低血圧症，白血病，痔瘻，カリエス，消耗性疾患による衰弱，出血，脱肛」となっています．なんと保険適用病名として白血病が認められています．白血病は他の製薬メーカーの十全大補湯㊽には載っていません．漢方薬は臨床試験を経ることなく保険収載されています．約60年近く前には，白血病に十全大補湯㊽が効くと言い放っても特段の問題はありませんでした．

現在，実際に十全大補湯㊽をがんの補助療法として使用する腫瘍の専門家は少なくありません．しかし，十全大補湯㊽自体に白血病患者の延命効果があると思っている専門家はいないと思います．そして，保険適用漢方薬にはがんの生存率をターゲットにして勝ち抜いた臨床試験は1例もありません．

では，世界に目を向けるとどうでしょう．Huaierという生薬は肝臓がん手術後の1,000人の患者さんをランダム化した大規模臨床試験で，無再発生存率をターゲットにして勝ち抜いています．検索サイトで「Huaier RCT」と入力すると2018年の一流英文誌「Gut」の論文が閲覧可能です．そしてPubMedサイトに「Huaier」と入力すると150件近い英文論文がヒットします．

（新見）

小児の水様性鼻汁

ファーストチョイス

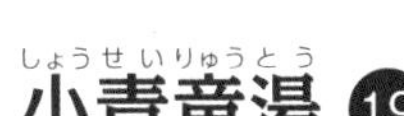

小青竜湯（しょうせいりゅうとう）⑲

風邪でも，アレルギー性でも，子どもの水様性鼻汁にはとりあえず小青竜湯⑲で良いです．

私は在宅で小児も診療していますが「小児こそ漢方！」と感じています．

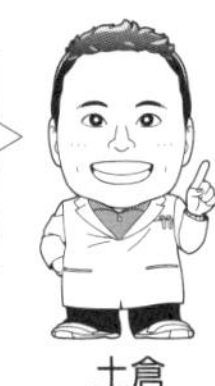

土倉

小青竜湯⑲＋五虎湯㊎もおすすめ

抗アレルギー薬を飲んでも，水様性鼻汁が出る場合は小青竜湯（しょうせいりゅうとう）⑲を試してみましょう！　酸っぱいのではちみつなどの甘いものやリンゴジュースに混ぜると飲みやすくなります．五虎湯（ごことう）95を併用するとさらに効果が増し，咳嗽もカバーされるのでおすすめです．繰り返す場合は普段から飲んでおくほうが悪化を防げます．（土倉）

小児の繰り返す副鼻腔炎

ファーストチョイス

効果不十分

小児は麻黄含有漢方薬で対応

小児は麻黄含有漢方薬が合いやすく，葛根湯加川芎辛夷❷がおすすめです．葛根湯❶にも排膿作用があり副鼻腔炎に使えますが，葛根湯加川芎辛夷❷には鼻閉を改善し，血流を良くする川芎，辛夷が加わり，より副鼻腔炎向けになっています．副鼻腔炎の初期から慢性期まで使えます．小児では麻黄の副作用が出にくいので安心して処方できます．（土倉）

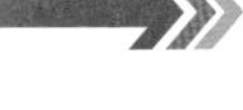

葛根湯加川芎辛夷 ❷

鼻症状が出始めた超初期，副鼻腔炎になりそうな時など，効かせるコツは早めに飲むことです．繰り返す場合は普段から飲むと悪化の頻度が減ります．

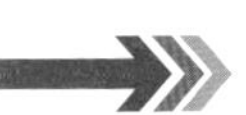

辛夷清肺湯 (104)

辛夷清肺湯(104)は上気道の炎症を抑え，去痰作用や鼻閉改善作用があります．葛根湯加川芎辛夷❷よりも抗炎症作用が強いが苦いのが難点．

子どもは虚弱でも
麻黄が飲めるよ！

新見

中高生以上には辛夷清肺湯(104)

辛夷清肺湯(104)にも葛根湯加川芎辛夷❷と同様に辛夷が含まれています．中高校生以上には葛根湯加川芎辛夷❷が効きづらくなるため，私は，さらに抗炎症作用の強い辛夷清肺湯(104)を処方することが多いです．やや苦いので，処方の際には本人に期待できる効果をしっかりと説明しておくことが大切です．

（土倉）

小児の咳嗽

ファーストチョイス

五虎湯(ごことう) 95

咳をしたらなるべく早く五虎湯(ごことう)95を開始したほうが効きます．麻黄(まおう)（エフェドリン）による気管支拡張作用もあるため，喘鳴にも良いです．

五虎湯(ごことう)95がなければ
麻杏甘石湯(まきょうかんせきとう)55だよ！

新見

ここだけのお話⑳

漢方薬のランダム化臨床試験もボツボツと登場しています．しかし，その論文の中で患者に漢方診療を行っている研究を僕は知りません．漢方診療が不要に思えます．そして，漢方診療の有用性を吟味するランダム化試験も存在しません．漢方診療が処方選択に必要かというクリニカルクエスチョンに答える努力を放棄しているように僕には思えます．　（新見）

小児の喀痰

ファーストチョイス

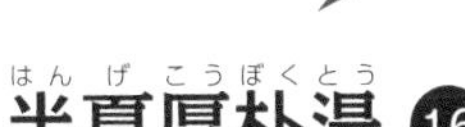

半夏厚朴湯 ⑯

私は痰を減らしたい時に処方します．黄色痰には半夏厚朴湯⑯＋小柴胡湯⑨の柴朴湯96を処方しますが，やや飲みにくい味です．

ここだけのお話㉑

『フローチャート漢方薬治療』（新興医学出版社）は，僕が大学勤務時代，漢方診療の有効性を確認するためのコントロール群を作るために漢方診療を行わずに処方選択する方法を松田邦夫先生の診療を徹底的にパクって（TTP して）作製したものです．しかし松田先生より９割は漢方診療なしでも同じ結果と伺い臨床試験は中止したのです．（新見）

小児の繰り返す微熱

ファーストチョイス

柴胡桂枝湯 ⑩

柴胡桂枝湯⑩は，風邪のひき始めなどに使う桂枝湯㊺と，抗炎症作用のある小柴胡湯⑨で構成された漢方薬です．急性期から慢性期まで幅広く使えます．

ここだけのお話㉒

漢方薬のランダム化された臨床試験が複数報告されています．大建中湯(100)が勝ち抜いたという論文がエビデンスの根拠にされることもあります．素晴らしい結果ですが，一方で同じような大建中湯(100)の臨床試験で結果が出なかったものが実は複数報告されています．都合の良いデータのみが出回ることを出版バイアスと称します．（新見）

小児の冷え

ファーストチョイス

人参湯㉜＋真武湯㉚

私の在宅医療では虚弱体質や慢性疾患などで新陳代謝が低下した，冷え症の子どももいます．体を温めて元気にする漢方薬の組み合わせです．

僕の母のピンピンコロリと同じ処方だよ！

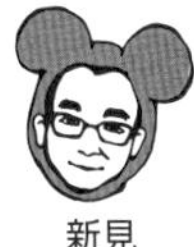

新見

体質改善に漢方薬でアプローチ！

寒がりの子どもは食が細く，お菓子類や果物など糖分が多いものを好む傾向です．食生活の見直しや運動も大切ですが，基礎疾患がある在宅医療の子どもでは難しい場合もあります．私はお腹を温め，食欲や元気をつける漢方薬を処方しています．冷えが軽度なら小建中湯㊾，中等度以上なら人参湯㉜＋真武湯㉚を処方します．（土倉）

小児の浮腫

ファーストチョイス

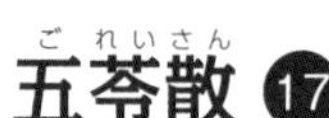

浮腫には水のアンバランスを整える五苓散⑰がおすすめです．増量でさらに効きます．基礎疾患の有無に関係なく処方しています．

子どもも大人も同じ処方が多いよね！

水のアンバランスを整える五苓散⑰

小児の浮腫には五苓散⑰が第一選択です．下腿浮腫だけでなく顔面や四肢など全身の浮腫に使えます．五苓散⑰は多く服用しても脱水になることはありません．服用できる範囲でなるべく多く（通常は 0.1～0.3 g/kg/日ですが最大 7.5 g/日の成人量まで）服用しましょう．効果不十分な場合は当帰芍薬散㉓を併用します．（土倉）

小児の便秘

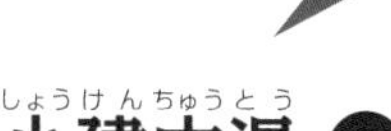

小建中湯(しょうけんちゅうとう) 99

小建中湯(しょうけんちゅうとう)99は小児のお腹の万能薬です．腸蠕動調節作用があり，便秘だけでなく腹痛，腹部膨満，下痢など腹部症状をすべて整えます．頓用でもOKです．

小建中湯(しょうけんちゅうとう)99と五苓散(ごれいさん)17は子どもの特効薬！

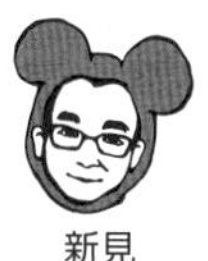

小建中湯99の通常量（大人）に注意

私は小児の便秘に小建中湯(しょうけんちゅうとう)99を第一選択で処方していますが，便が出にくいときは飲める範囲でなるべく増やします．下剤ではなく腸蠕動を調節する働きなので，内服量を増やしても下痢になりません．小建中湯(しょうけんちゅうとう)99で腸内環境を整えると，慢性疾患に対する体質改善も期待できます．難治性の便秘には麻子仁丸(ましにんがん)126を処方します．（土倉）

小児の不眠

ファーストチョイス

抑肝散(よくかんさん) 54

抑肝散(よくかんさん)54はイライラなどで高ぶっている神経を穏やかにします．日頃から自律神経を整えるために朝と眠前の 2 回の服用が理想と思いますが，眠前 1 回でも OK です．

ここだけのお話㉓

ガイドラインに漢方薬が載ることは珍しくありません．しかし内容が大切です．推奨レベルが低く，他に効くものがないなら，副作用が稀な漢方薬でも使用してみようといった立ち位置のものが多い印象です．西洋医学の補完医療的立ち位置で使用することが僕の考えですから，推奨レベルが低くても漢方薬の普及にとっては追い風だと思っています．（新見）

小児のかんしゃく・イライラ

ファーストチョイス

抑肝散（よくかんさん）54

私は抑肝散54を小児のかんしゃく，イライラなどの神経の高ぶりに処方します．鎮静作用はマイルドで，過鎮静は生じません．多動やチックにも処方します．

僕は甘麦大棗湯（かんばくたいそうとう）72だよ！

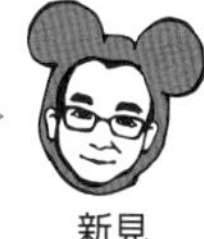

新見

漢方薬優先で対応！

抑肝散（よくかんさん）54は夜泣きやかんしゃくを抑える作用をもつ漢方薬です．鎮静作用や自律神経を安定させる作用があります．西洋薬と異なり，過鎮静や依存はありませんので子どもにも安心して処方できます．効果不十分な場合は大柴胡湯（だいさいことう）8（便秘がなければ大柴胡湯去大黄（だいさいことうきょだいおう），コタロー）8を処方します．不安が強い場合は甘麦大棗湯（かんばくたいそうとう）72も使います　（土倉）

胃瘻・気管切開で白色痰

ファーストチョイス

効果不十分

“ドライな関係”が大事

サラサラした漿液性の喀痰を減らす薬剤はほとんどありません．水分や経管栄養を最小限にしてドライ気味に管理するのが基本だと思います．それでも難しい場合に，西洋薬の去痰薬，柴朴湯96，清肺湯90，小青竜湯19，人参湯32，六君子湯43などを試しましたが，五虎湯95が最も効果がありました．

（土倉）

私は胃瘻・気管切開の患者さんをたくさん診ていますがここにも漢方薬は役立ちます！

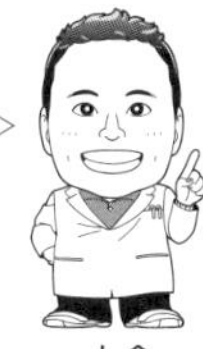
土倉

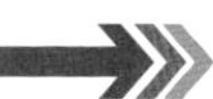

水分や経管栄養を減らす

胃瘻や気管切開患者さんでは，サラサラした白色痰が多く頻回の吸引が必要となることがあります．まずは水分や経管栄養を最小限にすることが大切です．

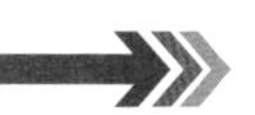

五虎湯 95

咳嗽の漢方薬である五虎湯95を応用します．麻黄（エフェドリン）が含まれており，私は死前喘鳴に使用する抗コリン薬のイメージで使っています．

ダメ元で使ってみてください

五虎湯95には炎症や咳痰を抑える作用があり，気道を乾かすイメージです．このような痰に困っているケースは多いと思いますが，私の臨床では五虎湯95を使うと少し痰が減る印象があります．それでも難しい場合は，非がん患者でも抗コリン薬を使用することがあります．気管切開患者さんでは自動吸引システムのアモレも使用します．（土倉）

胃瘻・気管切開で黄色痰

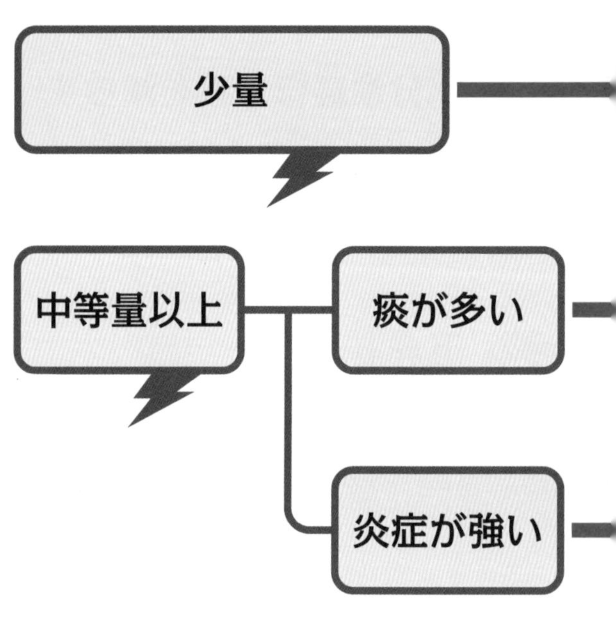

ここだけのお話㉔

僕の勤務先で，2009年の新型インフルエンザ流行時に179人が補中益気湯❹❶を内服して，179人は内服しない実験を行った結果，内服群の新型インフルエンザ感染者は1人，非内服群では7人でした．この研究は前向き研究ですがランダム化されていません．しかし，補中益気湯❹❶の予防効果を示すには十分です．（BMJ Rapid Response 2009）（新見）

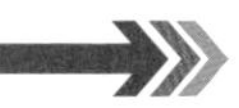

柴朴湯 96

柴朴湯96は小柴胡湯9と半夏厚朴湯16を合わせた内容で，炎症を抑え，痰を減らす漢方薬です．

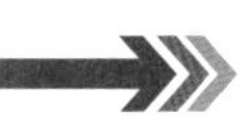

柴朴湯 96 ＋清肺湯 90

清肺湯90は炎症を抑え，痰を減らし，出しやすくする漢方薬です．

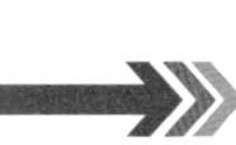

清肺湯 90 ＋小柴胡湯加桔梗石膏 109

小柴胡湯加桔梗石膏109は小柴胡湯9に桔梗と石膏を加えた漢方薬で，抗炎症作用が強く，痰を減らします．桔梗には鎮咳去痰作用や排膿作用があります．

ここだけのお話㉕

本邦で漢方製剤と名のるには保険適用漢方薬（148 処方）か，一般用漢方製剤製造販売基準（294 処方）に掲載されているかです．保険適用漢方薬にのみ載っているものが 4 種類（葛根加朮附湯，桔梗石膏，大承気湯，腸癰湯）あり，294＋4＝298 処方のみが漢方製剤と名のることができます．中医学で有名な銀翹散は本邦では生薬製剤です．（新見）

胃瘻・気管切開で痰が取れにくい

白色痰

黄色痰

「潤す」という西洋薬にはない働き

吸入器で加湿をしても痰が取れにくい時に潤す漢方薬を用いると取れやすくなります．潤す漢方薬はほかに竹茹温胆湯（ちくじょうんたんとう）91などもありますが，炎症を抑える働きが麦門冬湯（ばくもんどうとう）29と清肺湯（せいはいとう）90の中間に位置します．痰が粘稠でアモレなどの細いチューブが詰まりやすい場合も，麦門冬湯（ばくもんどうとう）29や清肺湯（せいはいとう）90がおすすめです．

（土倉）

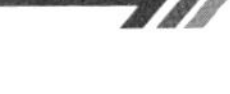

麦門冬湯（ばくもんどうとう） 29

麦門冬湯（ばくもんどうとう）29は潤す漢方薬で乾性咳嗽に処方しますが，気道を潤す目的だけで使用しても OK です．

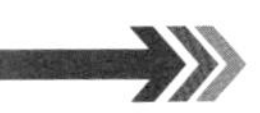

清肺湯（せいはいとう） 90

黄色痰や粘稠痰で痰が取れにくい場合，清肺湯（せいはいとう）90を処方します．

ここだけのお話㉖

本書にも温める食材，冷やす食材，そして温める生薬，冷やす生薬などが登場します．僕はそのたび「本当に冷やすの？」と思ってしまいます．温める生薬の代表は附子（ぶし）と乾姜（かんきょう）で，これらは確かに内服すると温まります．でも冷やす生薬の代表である黄連（おうれん）と石膏（せっこう）を内服しても実は僕は冷えません．僕は「冷やすイメージの生薬」と思っています．（新見）

胃瘻・気管切開の誤嚥性肺炎予防

ファーストチョイス

効果を増したい

胃瘻なら漢方薬の味は関係ないので勧めやすい

誤嚥性肺炎を繰り返して困る場合は漢方薬を試してみましょう．完全に抑えられるわけではありませんが，私の臨床経験では，肺炎の頻度や程度が減り，その結果，入院や抗菌薬投与も減る印象です．漢方薬が胃瘻チューブに詰まらないように少し高い温度で溶かすことがコツです．胃瘻だと漢方薬の味も量も関係ないので気軽に処方できます．（土倉）

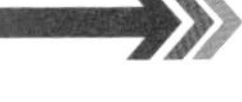

清肺湯 90

誤嚥性肺炎予防には半夏厚朴湯⑯が有名ですが，私は下気道への抗炎症作用，気管粘膜線毛輸送能促進作用をもつ清肺湯 90 のほうが効果を実感します．

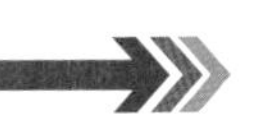

清肺湯 90 ＋柴朴湯 96

柴朴湯 96 を併用すると柴胡，黄芩，半夏，厚朴などの生薬が加わり，さらに抗炎症作用，鎮咳去痰作用が強化されます．

清肺湯 90 ＋柴朴湯 96 はベストマッチ

清肺湯 90 で開始し，誤嚥性肺炎を繰り返す場合には柴朴湯 96 を追加します．柴朴湯 96（半夏厚朴湯⑯＋小柴胡湯⑨）でさらに炎症を抑え，半夏厚朴湯⑯によるサブスタンスＰを介した嚥下反射改善作用も期待できます．柴朴湯 96 は上気道，清肺湯 90 は下気道に働くイメージです．サラサラ痰が多い場合は清肺湯 90 ＋五虎湯 95 にします．（土倉）

胃瘻患者の経管栄養逆流

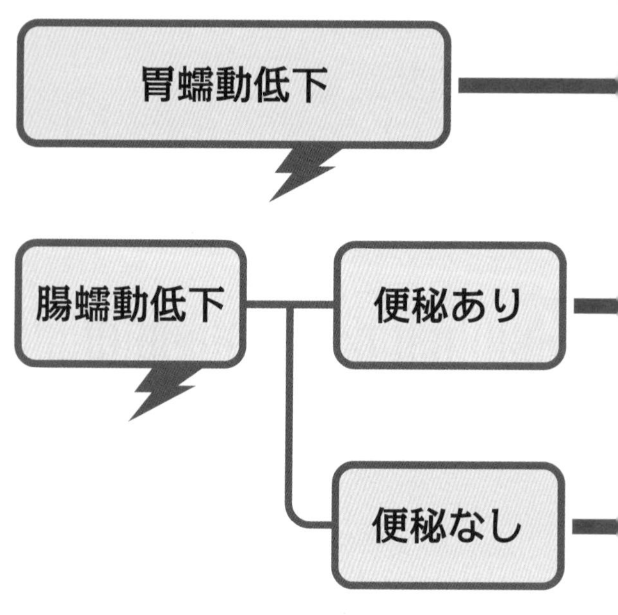

土倉流・経管栄養逆流へのアプローチ

経管栄養の逆流には，数日以上の便秘があれば麻子仁丸（ましにんがん）❻126，便秘はなく（あっても軽度）腹部膨満があれば大建中湯（だいけんちゅうとう）❻100，便秘や腹部膨満はなく胃の蠕動低下が疑われる場合は茯苓飲合半夏厚朴湯（ぶくりょういんごうはんげこうぼくとう）❻116を選択します．それでも難しい場合，ラコール半固形®をエンシュア®へ変更，あるいは経管栄養の減量を検討します．

（土倉）

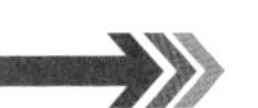

茯苓飲合半夏厚朴湯 116

茯苓飲合半夏厚朴湯116は，茯苓飲69と半夏厚朴湯16を合わせた漢方薬です．茯苓飲69に胃の蠕動運動促進作用があります．半夏厚朴湯16を合わせるとさらに効果が増します．

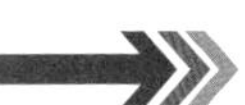

麻子仁丸 126

麻子仁丸126は瀉下作用に加え，腸蠕動促進作用，潤腸作用があります．腸内を潤し，腸蠕動を促進しながら便を出す漢方薬です．

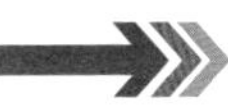

大建中湯 100

大建中湯100はお腹を温め，腸蠕動を調節する働きがあります．腸の蠕動低下や亢進，腹部膨満，腹痛，下痢，便秘などを幅広く調節してくれます．

胃瘻患者さんのお腹は冷えていることが多い

大建中湯100はお腹が冷えて腸蠕動が異常をきたしている患者さんを治す漢方薬です．胃瘻の患者さんに腸のトラブルがある時はお腹が冷えていることが多く，大建中湯100で改善するのを比較的よく経験します．お腹の冷えは，腹部の冷感や寒がりなどで判断しますが，迷う場合はとりあえず試してよいと思います．3剤いずれも併用OKです．（土倉）

尿道カテーテル留置中の尿路感染症・閉塞の予防

ファーストチョイス

効果不十分

市販のクランベリージュースもおすすめ

猪苓湯(ちょれいとう)㊵で効果が十分ではない場合，私は市販のクランベリージュース（尿の酸化による尿路感染症やアルカリ性結石の予防），漢方薬であれば竜胆瀉肝湯(りゅうたんしゃかんとう)㊱を使っています．竜胆瀉肝湯(りゅうたんしゃかんとう)㊱は製薬会社によって生薬構成が異なるため注意が必要です．いずれも月単位で効果がみられることもあるためしばらく様子をみましょう．（土倉）

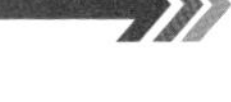

猪苓湯 40

猪苓湯40には軽度の利尿作用があり，膀胱内を洗い出すイメージです．泌尿器系の炎症を抑え，清熱する働きがあります．

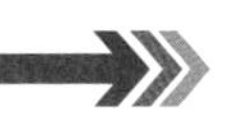

猪苓湯 40 ＋竜胆瀉肝湯 76

猪苓湯40で尿路感染症を繰り返す場合，抗炎症作用が強い竜胆瀉肝湯76を追加します．竜胆瀉肝湯76は苦いので一言説明が必要です．

ここだけのお話㉗

漢方薬は，特に精神的な訴えに対しては，大して効かないので，言葉の力が大きいのでは，と思います．江戸時代の名医であった和田東郭の臨床を収めた書籍が『蕉窓雑話』ですが，その中に（漢方を出しながら）言葉で治している記述が多数登場します．とっても勉強になります．『モダン・カンポウ飛訳拾い読み蕉窓雑話（新興医学出版社）』を是非！　（新見）

酸素吸入中の呼吸困難感

ファーストチョイス

漢方薬を希望

モルヒネを制する者は終末期を制す

酸素は主に呼吸器疾患，心疾患などで使用しますが，酸素吸入中の呼吸困難感にはモルヒネを使用することが多いです．酸素化が悪くても症状は軽減します．がん患者にはオプソ® 5 mg ですが，非がん患者にはモルヒネ塩酸塩錠® 5 mg（適応症に咳嗽あり）を使います．増悪時にはモルヒネ持続皮下注射で対応します．

（土倉）

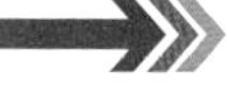

モルヒネ

酸素を吸入しても呼吸困難感が取れない場合，私はモルヒネを使用することが多いです．モルヒネ 5 mg の頓用から開始します．

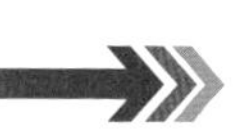

半夏厚朴湯（はんげこうぼくとう）⑯

酸素を吸入しても取り切れない呼吸困難感に漢方薬を試す場合，私は半夏厚朴湯（はんげこうぼくとう）⑯を使います．ベンゾジアゼピンに近いイメージです．

ここだけのお話㉘

漢方薬が臨床試験を経ずに保険適用されていることは漢方を医学とする人にとって不都合な事実です．それを隠すのではなく，だからこそ一人でも多くの臨床が好きな先生方に漢方薬の魅力をわかってもらい，一人でも多くの患者さんを漢方薬で治してもらいたいのです．その結果として漢方薬が末永く保険適用であることを期待しています．（新見）

コラム　おまけ：在宅医あるある⑩

①24時間365日対応の在宅医になるにはちょっとした決意がいる．いざ始めてみると，やり甲斐の方が上回り，思ったほど苦痛なくやれている自分に気づく．
②最初に在宅医療制度の複雑さに挫折する．そして，たんぽぽ先生(永井康徳先生)の本にお世話になる．
③地域の8割の重症患者を2割の在宅医で診ている．
④在宅患者は気軽に病院受診ができないため，在宅医があらゆる領域の疾患を診ないといけない．
⑤在宅医は病院医師のような立場もなく十分な検査もできない状況の中，身一つで患者宅に伺うため，信頼を得ることが大切．人間力，総合力が試される．
⑥頼まれると俄然やる気が出る．必要とされていないと省エネモードになる．
⑦点滴を最小限にする（もしくはしない）ことが最も苦痛なく最期を迎えるコツだと知ってカルチャーショックを受ける．
⑧患者，家族の希望に添って試行錯誤し，自宅で穏やかに最期を迎えられるとホッとする．悲しさよりも安堵感かも．
⑨軽食を出してくれるお宅の訪問前は食事を軽めに調整し，コーヒーや緑茶を頂いた後はコンビニのトイレ休憩が増える．
⑩在宅医向きの要素（能力）：優しさ，人が好き，患者・家族の価値観に合わせられる，多職種とも気軽に話せる，真夜中の電話でも普通に話せる，礼儀正しい，総合診療，人間力，応用力，タフさ，鈍感さ，車酔いしにくい．

（土倉）

コラム 意外と漢方薬の出番が多い胃瘻・気管切開の患者さん

在宅医療で高頻度に漢方薬を処方しているのは胃瘻・気管切開の患者さんです．西洋薬で効果が乏しく困っている症状が多い，胃瘻から注入でき，味や嚥下の心配がないためです．私の担当している胃瘻・気管切開の患者さんは15〜20人ですが，全員に漢方薬を処方しています．

●脳出血後，胃瘻の90歳代，女性．以前より1日10回以上の下痢がありましたが止痢薬で効果なし．腹部膨満あり，経管栄養が逆流するようになりました．意思疎通は取れず，触ってみると全身がとても冷えていました．大建中湯(だいけんちゅうとう)100で，翌日から腹部膨満，経管栄養の逆流が改善．2週間後には普通便となりました．ご家族に「お尻がかぶれなくて済むし，オムツ交換も減ってかなり楽になりました」と感謝されました．

●脳梗塞後，胃瘻，気管切開の70歳代，男性．元来便秘気味で排便に数種類の西洋薬の下剤が必要な状態．便秘がさらに悪化し，座薬や浣腸も効果なし．麻子仁丸(ましにんがん)126＋浣腸でスムーズに排便可能となりました．その後，便が緩くなりすぎたため，西洋薬の下剤を中止，麻子仁丸(ましにんがん)126だけでちょうどよい便となりました．

●筋萎縮性側索硬化症，胃瘻，気管切開の60歳代，男性．ご本人より「痰が粘稠でアモレの細いチューブが詰まりやすい」とのことで，痰の粘稠に対し麦門冬湯(ばくもんどうとう)29を処方．2週間後「漢方良かったです．チューブが詰まらなくなりました」．看護師からも「気管内の吸引の時も痰が固まらず吸いやすくなりました」と喜ばれました．

（土倉）

冷え

手足末端

下肢

お腹

温める漢方薬は重宝します

冷えに対する治療は西洋薬より漢方薬のほうが優れています．漢方薬では温める治療が可能ですが，冷え自体を改善するよりも，冷えると悪化する症状（例：冷たい飲食物の摂取で下痢，冷えると痛むなど）へのアプローチのほうが得意です．また，冷える部位によって漢方薬の選択が異なることも特徴です．（土倉）

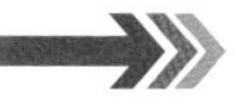

当帰四逆加呉茱萸生姜湯 38

特に手足の先が冷える方に処方します．苦いので事前の説明が必要です．

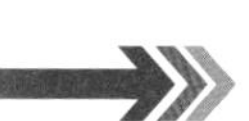

牛車腎気丸 107

下肢が冷える患者さんには牛車腎気丸107を処方します．高齢者の浮腫，腰痛，下肢しびれなどにも対応します．

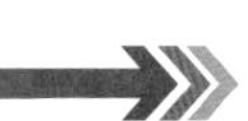

大建中湯 100

お腹が冷えると訴える場合，冷たい飲食物で症状が悪化する場合，腹部症状があり臍周囲が特に冷えている場合，すべて大建中湯100で対応します．

食養生も大事

冷えに対し漢方薬を処方しても効果不十分な場合，冷える場所が複数ある場合には，上記フローチャートにある漢方薬を併用してみましょう．冷えの改善には時間がかかることも多いです．体を冷やすもの（甘いもの，果物，冷たいもの）を摂取していると治りが悪いため，なるべく控えるよう指導することも大事です．（土倉）

倦怠感

不眠あり

食欲不振あり

不眠なし，胃が丈夫

加味帰脾湯137の適応

まず，不眠を伴っていれば加味帰脾湯137です．眠れていないと体が休まらず倦怠感が改善しづらくなります．加味帰脾湯137は，倦怠感にも不眠にもよい働きをします．倦怠感は通常体力が消耗される午後のほうが悪いはずですが，抑うつタイプの場合は午前中の方が悪く，午後になると徐々に改善します．なかには1日中倦怠感が続く方もいます．　　（土倉）

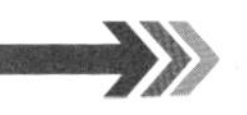

加味帰脾湯 137

不眠やうつっぽい方には加味帰脾湯137を処方します．倦怠感は午後よりも午前中に悪いパターンが典型的です．メンタルが不安定な人の疲れにも気軽に使えます．

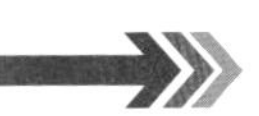

補中益気湯 41

胃が弱い方，食欲不振を伴う方に処方します．胃が丈夫な方にも幅広く使えますがどちらかといえば暑がりな方向けです．

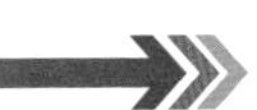

人参養栄湯 108

不眠がなく，胃が丈夫なら人参養栄湯108です．補中益気湯41よりも作用が強いですが，胃もたれに注意です．どちらかといえば寒がりな方向けです．

補中益気湯41は使いやすい

不眠がなく，胃が弱い方，食欲不振などを伴う倦怠感には補中益気湯41を処方します．補中益気湯41は胃に優しい漢方薬ですので，とりあえず誰に対しても処方できる便利な漢方薬です．一方，人参養栄湯108は効果が高い反面，胃もたれに注意が必要になります．そのため，食後の服用をおすすめします．効果不十分な場合は上記の漢方薬を併用します．（土倉）

フレイル

ファーストチョイス

牛車腎気丸(107)

フレイル，サルコペニアには牛車腎気丸(107)を処方します．八味地黄丸(7)が有名ですが，私は胃に障る地黄が八味地黄丸(7)よりやや少なく，浮腫にも対応できる牛車腎気丸(107)を使っています．

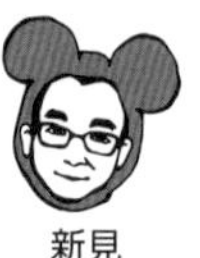

地黄の量に注意して

牛車腎気丸(107)，そして類似処方の八味地黄丸(7)には，抗サルコペニア効果，筋萎縮抑制効果などが知られています．フレイルやサルコペニアに対応できる西洋薬はないので，漢方薬が大変貴重です．患者さん，家族が希望し，胃の状態がよければ牛車腎気丸(107)を試す価値はあります．健康維持のために気長に飲みましょう．

（土倉）

非高齢者の下腿浮腫

ファーストチョイス

当帰芍薬散㉓（＋五苓散⑰）

ADLの低下した在宅患者は血流が低下しやすく，抗浮腫作用＋血流改善作用の当帰芍薬散㉓が基本です．2剤飲める方には五苓散⑰の追加もおすすめです．

多く服用しても副作用は少ない

当帰芍薬散㉓だけでよい場合もありますが，さらに抗浮腫作用を強化するためには五苓散⑰を併用します．むくむ時間帯に合わせて多く服用するとさらに効果的です．当帰芍薬散㉓と五苓散⑰は水のアンバランスを整える作用のため，多く服用しても基本的に脱水になることはありませんし，電解質異常をきたすこともありません．（土倉）

高齢者の下腿浮腫

ファーストチョイス

効果不十分

牛車腎気丸107のアンチエイジング効果

牛車腎気丸107と八味地黄丸7は，アンチエイジングの漢方薬です．加齢に伴う諸症状（認知機能低下，腰痛，下肢しびれ，下肢の冷え，サルコペニアなど）にも対応しますので，下腿浮腫が改善しても内服を継続してもらうことが多いです．寒がりの高齢者向けの温める漢方薬なので，暑がりには六味丸87や五苓散17を処方しています．（土倉）

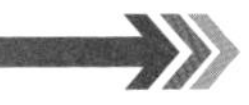

牛車腎気丸 107

牛車腎気丸107は浮腫や血流改善に効果があります．下肢血流が低下する高齢者の下腿浮腫には第一選択で処方しています．

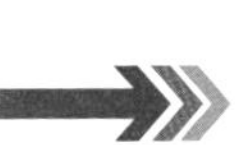

牛車腎気丸 107 ＋当帰芍薬散 23

当帰芍薬散23も牛車腎気丸107と同様，浮腫，血流改善に効果があります．私は牛車腎気丸107の効果を強化するために併用しています．

男性にも当帰芍薬散23！

当帰芍薬散23は冷え症女性の漢方薬として有名ですが，私は高齢者や男性にも処方します．牛車腎気丸107と当帰芍薬散23は胃もたれの可能性があるものの，甘草が含まれないので，高齢者でも安心して長期服用できます．基礎疾患にもよりますが月単位でゆっくり改善していくことが多いので，数ヵ月程度の内服は必要です．（土倉）

全身浮腫

ファーストチョイス

五苓散（ごれいさん）⑰

低アルブミン血症などによる全身浮腫に対し，利尿薬では血管内脱水になりやすく使いづらい．そんなとき，私は漢方薬で「ちょっといいね」をめざしています．

少しでもよくなるように試しましょう

低アルブミン血症などの全身浮腫にはあまり良い西洋薬はありません．五苓散（ごれいさん）⑰で水のアンバランスを整えると，週～月単位で少しずつ改善していくことがあります．効果不十分な場合には抗浮腫作用＋血流改善作用の当帰芍薬散（とうきしゃくやくさん）㉓を併用します．終末期ではむくみやすいので，私はなるべく点滴はせずに様子をみるようにしています．（土倉）

介護者の疲れ

ファーストチョイス

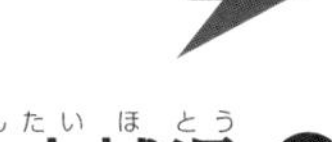

十全大補湯㊽

介護には気力・体力が不可欠です．補中益気湯㊶よりも体力を補う作用が強い十全大補湯㊽を選択しています．胃が弱い方には補中益気湯㊶を処方します．

介護者も一緒に支えていきましょう

疲れの背景には単純な体力の消耗だけでなく精神的な不安定や不眠があることも多いです．そのような場合，漢方薬では加味帰脾湯⑬⑦を処方します．加味帰脾湯⑬⑦には自律神経調節作用や抗うつ作用，そして気力・体力を補う作用もあります．十全大補湯㊽と併用することもあります．（土倉）

介護者の不眠

ファーストチョイス

加味逍遙散（かみしょうようさん）㉔

介護者は 50〜70 歳代の女性が多い印象ですが，この世代にはイライラを伴う不眠が多いため私は加味逍遙散㉔で対応していることが多いです（イライラがなくても OK です）.

漢方薬だけで粘らない

介護者が疲弊すると患者さんも在宅生活を継続することはできなくなります．患者さんの不眠が原因で眠れていないのであれば西洋薬で患者さんの睡眠を確保することや，ヘルパーやレスパイト入院の利用など，早急に対応すべきです．うつっぽい場合や介護者が男性の場合は加味帰脾湯（かみきひとう）137を処方しています．

（土倉）

コラム　在宅現場で薬剤師は必要か？

医療職のなかで患者さんと対面せずにお仕事ができるのは薬剤師のみではないでしょうか．薬剤師が服薬指導をする相手は，「患者又は現にその看護に当たっている者に対し」と薬剤師法第25条にあり，患者さんご本人でなくても大丈夫です．多くの方がご家族のお薬の受け取りやOTC医薬品を購入するために薬局やドラッグストアにいらっしゃいます．ご本人が動ける状態でも薬はご家族が，医師や看護師は訪問していても薬はご家族がという患者さんも多いです．でも，薬剤師は，患者さんご本人に直接お話を伺いたいのです．

在宅では患者さんに直接お会いしてお話をすることができます．薬剤師は在宅の患者さんに単にお薬をお届けして飲み方の説明をするだけではありません．お薬カレンダーやお薬箱を使って，薬の管理をお手伝いしたり，飲み忘れがないか残っている薬の確認を行い，薬の整理をお手伝いしたりします．患者さんの状態にあわせて，飲みやすいように薬の形状を工夫します．薬剤師がバイタルサインを測定し，投薬後の患者さんの体調変化を把握し，薬の副作用を回避したり重篤化を防いだり，薬の効果が得られているかを確認して，患者さんに最適な薬物療法を提供したりします．

実は多くの医療職がお薬の管理に時間を取られています．薬剤師がお薬に関して全面支援をすることで，他の医療・介護の職種の方々の負担を減らし，ひいては治療の効果を最大限に引き出すことになります．薬剤師も在宅医療の一翼を担うべく活躍したいのです．

（中山）

介護者のイライラ

ファーストチョイス

抑肝散 54

イライラしている時にはとりあえず抑肝散54を飲んでもらいましょう．子どものイライラに親も一緒に抑肝散54を飲む子母同服が有名ですが，介護者も同様です．

介護者のイライラに漢方薬で寄り添う

介護者が男性でも女性でも私は抑肝散54で対応します．比較的即効性もあるので，頓用や介護前に服用する方法もあります．不眠や抑うつなどを伴う場合は，他の漢方薬への変更も検討します．介護者のイライラを緩和させることも大切ですが，患者本人の状態を落ちつかせることも大切です．

（土倉）

結局，何を使えばいいの？

本書を含めて，いろいろな勉強をしていくと「結局，何を使えばいいの？」という素朴な問いが浮かんできます．同じ症状に対しても書籍によって，あるいは1冊の書籍内でも勧める漢方薬が異なり，また同じ著者でも文脈で異なる漢方薬が第一選択になったりします．漢方薬が臨床試験を経ずに経験的に利用されてきた結果にも思えます．そして漢方の専門家は「効かない時は証が違っている！」と言います．僕には素晴らしい言い訳に思えます．『証』とは西洋医学的にはレスポンダーのことです．「ある薬が副作用なく効く群」ということで，副作用が出れば「証を間違えた！」，効かなければ「証が合っていない！」といったコメントになります．

僕が漢方の勉強に可処分時間の多くを使っていた頃，たくさんの先達の見学に行きました．親しくなって秘密の感想を上手に尋ねると，結局，いくら勉強しても証の診断を極めることはできないと思えたのです．所詮100%の打率にはなりません．

保険適用漢方薬は148種類しかありません．そして，ある症状に有効と思われるものの数はずっと絞られます．その中から選ぶことが保険適用漢方薬エキス製剤の処方選択です．自分でオリジナルの漢方薬を作成するのではありません．選ぶのであれば最後は「鉛筆を転がして」決めてください．

また，使用したい漢方薬が薬局にないこともあります．また類似の漢方薬がほかに存在することもあります．構成生薬を基準に，漢方薬をグループ化して把握できるようになると，代替品を探すことが可能になります．また人によって違ったことを言っているようで，結局は同じグループの漢方薬を勧めていると腑に落ちることもあります．ですからぜひとも自分なりグルーピングのストーリーを創り上げてください．最初からは無理ですから『3秒でわかる漢方ルール』の15分類を勉強すると早道です．

五虎湯95は麻杏甘石湯55に桑白皮が加わったものです．牛車腎気丸107は八味地黄丸7に午膝と車前子を加えたものです．麻子仁丸126の大黄が大事な生薬なら，大黄を含む他の漢方薬も候補になります．大建中湯100の山椒が大切なら，保険適用漢方薬で他に山椒を含むものは当帰湯102だけですから，当帰湯102を試すと効くかもしれません．茯苓飲合半夏厚朴湯116は六君子湯43の6種類の生薬のうち4つ（茯苓，蒼朮，人参，生姜）を含んでいますから，六君子湯43で代用可能かもしれません．猪苓湯40（茯苓，沢瀉，猪苓，滑石，阿膠）と五苓散17（茯苓，沢瀉，猪苓，蒼朮，桂皮）はともに水のアンバランスを治す漢方薬で，茯苓・沢瀉・猪苓が共通で差異は滑石・阿膠か，蒼朮・桂皮かです．

漢方薬は生薬の足し算の叡智です．生薬は多数の有効成分を含んでいると思われます．漢方薬にもいろいろな症状や訴えに有効な多数の成分が含有されています．ですからいろいろな症状に有効で，また1剤で多数の症状に対応可能なのです．それが漢方薬の真の魅力です．

フローチャートもシリーズ化されました．それぞれのフローチャート間で齟齬や矛盾に見えることもあります．それは上記の理由からなのです．まず使ってください．そして自分なりのストーリーを創り上げることが楽しいですよ．

ようこそ，在宅医療の漢方ワールドに！

（新見）

あとがき

患者さん・家族の希望に応える．その１つに漢方がある

「どうですかー？」 私が患者さんにお会いした時，まずこの言葉から始めるようにしています．「体調はどうですか？」でも「この前の痛みはどうなりました？」でもありません．なるべくオープンな質問で，今，患者さんが一番思っていること，素の第一声を聞きたいのです．意外と体の調子ではないこともありますので，その第一声を中心に，その他の必要な情報も聞いていきます．

在宅医療は患者さん・家族の生活をサポートする，支える医療です．病院の入院とは異なり，主役である患者さんのホームに医療者がお邪魔する逆の立場になります．医療が土足で自宅に上がってはいけませんし，良かれと思って本人のペースより先に行ってしまうことも不具合が生じる原因になります．例えば，褥瘡の患者さんに対して褥瘡予防マットへ変更することは多いと思いますが，「寝心地が悪い．腰も痛くなったので元の敷布団に戻したい」と不服があった場合，どうされますか？　入院中であれば治療が最優先になるため，その必要性を説明して褥瘡予防マットを使い続けると思いますが，在宅医療では患者さんの思いを優先しながら方針を決めていきます．病院と同じような治療最優先だと自宅にいる意味が薄れますので，その必要性を説明しても本人が希望しなければ，それ以外の方法でベターを目指すのが在宅医療のプロだと思っています．

基本は患者さん・家族の思いに寄り添うことが大切で，困った症状を聞いて，その解決方法に漢方薬が役立ちそうな場合に漢方薬を提案し，同意が得られて初めて処方します．西洋薬では適応がない症状や西洋薬では効果が乏しい症状にも薬剤という形で希望の光を照らすことができるのが漢方薬の魅力だと思います．

私は開業医の父の背中を見て医師になりたいと思い，大学生の頃から「良い開業医になるためにはどうしたらよいか？」を常に追求し，進路を自分で決めていました．循環器医として勤務していた時，「漢方薬を使いこなせるようになればもっと患者さんを治せる」と実感し，医師８年目で麻生飯塚病院の漢方診療科の門をたたきました．そこで７年間，漢方を勉強させて頂き，かけがえのない貴重な時間を過ごしました．また，連携している松口循環器科内科医院で在宅医療の経験もさせて頂きました．その後，開業してからは循環器×漢方×在宅の３本柱にすべて全力で力を注いでおり，現在では在宅患者 150 人前後で，１年間に 80 人ほどのお看取りをさせて頂いております．常勤医１人で１日 70 ～ 80 人の外来もしているため，かなりハードでありますが，とてもやり甲斐を感じて日々を過ごしています．

在宅医療で漢方診療を行うと，外来とは異なる戸惑いを感じるようになりました．在宅医療の患者さんは通院困難者というだけで漢方薬を希望している集団ではないこと，嚥下状態や家族の思いにも処方が左右されること，加齢性や難治性の症状も多く漢方薬の反応が乏しいこと，同じ高齢者でも甘草（かんぞう）による偽アルドステロン症の頻度が外来よりも多いことなどを実感しました．すなわち，外来と比較すると在宅医療は漢方薬を処方しづらい環境で，漢方薬の出番も少ない印象でした．

しかし，そのような環境においても，漢方薬でしか治らない，あるいは漢方薬が西洋薬を上回る分野が確かにありました．具体的には，難治性の便秘に使用する麻子仁丸126の存在が最も大きいと感じています．在宅医療では，意外と西洋薬の下剤だけでは十分に便が出ないことが多く，麻子仁丸126が著効しやすいのです．私は在宅患者さんの約半数に漢方薬を処方していますが，その中で麻子仁丸126は約3割を占めており，とても助かっています．

今回，ご縁があり，『フローチャート在宅医療漢方薬』を執筆させて頂くことになりました．私の漢方に対する思いは「少しでも多くの患者さんが楽になるために，なるべく医療者に漢方の良さや正しい使い方を知ってもらいたい」です．私の漢方医としての役割は漢方初学者の立ち上がりの部分で，漢方初学者が理解してとりあえずの処方ができ，早期に成功体験できるところまでをイメージしております．この書籍では私のこれまでの経験から抽出したエッセンスやコツを初学者にもわかりやすくお伝えしたつもりです．麻生飯塚病院で漢方を勉強させて頂きましたが，今ではかなり自己流に変化しているため，内容は「土倉漢方」になっております．また，本シリーズでは漢方初学者対象のため鑑別処方は最小限にして，漢方的な表現は省く方針となっていることもご理解して頂ければ幸いです．

最後に，出版にあたりご指導して頂きました新見正則先生，中山今日子先生，新興医学出版社社長の林峰子様，編集者の皆様に感謝を申し上げます．

2024年1月　　土倉内科循環器クリニック　土倉潤一郎

参考文献

土倉潤一郎，新見正則 ……………………………………………………

1）加藤光樹編：総合診療の視点で診る不定愁訴．日本医事新報社, 2020
2）大西勝也，弓野　大編著：内科開業医のための循環器診療プラクティス．メディカ出版，2020
3）土倉潤一郎：〈一目でわかる〉循環器疾患の諸症状に役立つ漢方の選び方．2023（日本医事新報社 Web オリジナルコンテンツ）
4）松田邦夫，稲木一元：臨床医のための漢方［基礎編］．カレントテラピー，1987
5）大塚敬節：大塚敬節著作集　第 1 巻～第 8 巻 別冊．春陽堂，1980-1982
6）大塚敬節，矢数道明，清水藤太郎：漢方診療医典．南山堂，1969
7）大塚敬節：症候による漢方治療の実際．南山堂，1963
8）稲木一元，松田邦夫：ファーストチョイスの漢方薬．南山堂，2006
9）大塚敬節：漢方の特質．創元社，1971
10）大塚敬節：漢方と民間薬百科．主婦の友社，1966
11）大塚敬節：東洋医学とともに．創元社，1960
12）大塚敬節：漢方ひとすじ―五十年の治療体験から―．日本経済新聞社，1976
13）松田邦夫：症例による漢方治療の実際．創元社，1992
14）五島雄一郎，高久史磨，松田邦夫監修日本医師会編：漢方治療の ABC．医学書院，東京，1992
15）大塚敬節：歌集杏林集．香蘭詩社，1940
16）三潴忠道：はじめての漢方診療十五話．医学書院，2005
17）花輪壽彦：漢方診療のレッスン．金原出版，1995
18）松田邦夫：巻頭言：私の漢方治療．漢方と最新治療 13（1）：2-4，2004
19）松田邦夫，稲木一元：漢方治療のファーストステップ改訂第二版．南山堂，2011
20）清水藤太郎：薬局の漢方．南山堂，1963

21）新見正則：本当に明日から使える漢方薬．新興医学出版社，2010
22）新見正則：西洋医がすすめる漢方．新潮社，2010
23）新見正則：プライマリケアのための血管疾患のはなし漢方診療も含めて．メディカルレビュー社，2010
24）新見正則：フローチャート漢方薬治療．新興医学出版社，2011
25）新見正則：じゃぁ，死にますか？―リラックス外来トーク術―．新興医学出版社，2011
26）新見正則：簡単モダン・カンポウ．新興医学出版社，2011
27）新見正則：じゃぁ，そろそろ運動しませんか？．新興医学出版社，2011
28）新見正則：iPhone アプリ「フローチャート漢方薬治療」
29）新見正則：じゃぁ，そろそろ減量しませんか？．新興医学出版社，2012
30）新見正則：鉄則モダン・カンポウ．新興医学出版社，2012
31）松田邦夫・新見正則：西洋医を志す君たちに贈る漢方講義．新興医学出版社，2012
32）新見正則：症例モダン・カンポウ．新興医学出版社，2012
新見正則：飛訳モダン・カンポウ．新興医学出版社，2013
33）新見正則：患者必読医者の僕がやっとわかったこと．朝日新聞出版，2014
34）新見正則：フローチャート漢方薬治療2．新興医学出版社，2014
35）新見正則：3秒でわかる漢方ルール．新興医学出版社，2014
36）新見正則，樫尾明彦：スーパー★ジェネラリストに必要なモダン・カンポウ．新興医学出版社，2014
37）新見正則：実践ちょいたし漢方．日本医事新報，4683（1），2014
38）新見正則：患者さんのためのフローチャート漢方薬．新興医学出版社，2015
39）新見正則：実践3秒ルール128漢方処方分析．新興医学出版社，2016
40）新見正則，樫尾明彦：モダン・カンポウ上達チェックリスト．新興医学出版社，2016
41）新見正則：サクサク読める漢方ビギナー処方ドリル．新興医

学出版社，2016
42）新見正則：ボケずに元気に80歳！―名医が明かすその秘訣―．新潮文庫，2017
43）新見正則：論文からひもとく外科漢方．日本医事新報社，2017
44）新見正則：メディカルヨガ―誰でもできる基本のポーズ―．新興医学出版社，2017
45）新見正則：フローチャートこども漢方薬―びっくり・おいしい飲ませ方―．新興医学出版社，2017
46）新見正則：フローチャートがん漢方薬―サポート医療・副作用軽減・緩和に―．新興医学出版社，2017
47）新見正則：イグノーベル的バランス思考―極・健康力―．新興医学出版社，2017
48）新見正則：フローチャート高齢者漢方薬―フレイルこそ漢方のターゲット―．新興医学出版社，2017
49）新見正則，千福貞博，坂﨑弘美：漢方♥外来ナンパ術．新興医学出版社，2017
50）新見正則，チータム倫代：フローチャート皮膚科漢方薬―いつもの治療にプラスするだけ―．新興医学出版社，2018
51）新見正則，古郡規雄：フローチャートメンタル漢方薬―臨床精神薬理学の第一人者が教えます！―．新興医学出版社，2019
52）新見正則，千福貞博，坂﨑弘美：漢方♥外来―先生，儲かりまっか？．新興医学出版社，2019
53）新見正則，鈴木美香：フローチャート女性漢方薬―とくに女性には効果バツグン！―．新興医学出版社，2019
54）新見正則，棚田大輔：フローチャートいたみ漢方薬―ペインと緩和にさらなる一手―．新興医学出版社，2019
55）新見正則，千福貞博，坂﨑弘美：スターのプレゼン 極意を伝授！．新興医学出版社，2020
56）新見正則，中永士師明：フローチャート救急漢方薬―リアル救急でも使える！―．新興医学出版社，2020
57）新見正則，中山今日子：フローチャート薬局漢方薬―薬剤師・登録販売者専用―．新興医学出版社，2020
58）新見正則：コロナで死ぬな！開業医．新興医学出版社，2020

59）新見正則：抗がんエビデンスを得た生薬フアイア．新興医学出版社，2021
60）新見正則，田村朋子：フローチャート糖尿病漢方薬―漢方でインスリンはでません！―．新興医学出版社，2022
61）新見正則，和田健太朗：フローチャート慢性腎臓病漢方薬―CKD の多彩な症状や訴えに！―．新興医学出版社，2022
62）髙尾昌樹監修，新見正則・和田健太朗著：フローチャートコロナ後遺症漢方薬―あなたも今日から診療できる！―．新興医学出版社，2022
63）武藤芳照監修，新見正則，冨澤英明著：フローチャート整形外科漢方薬―西洋医学にプラスするだけ―．新興医学出版社，2023
64）中村　純監修，新見正則，三上　修著：フローチャート産業医漢方薬―主治医の邪魔はしません―．新興医学出版社，2023
65）新見正則：しあわせの見つけ方―予測不能な時代を生きる愛しき娘に贈る書簡 32 通―．新興医学出版社，2023
66）冨澤英明，田中伸一郎，新見正則：フローチャート芸術医学漢方薬―実はほとんど整形外科―．新興医学出版社，2024

索　引

あ

か

さ

た

な

は

ま

や

ら

【著者略歴】

新見　正則　Masanori Niimi, MD, DPhil, FACS

1985 年　慶應義塾大学医学部卒業
1993 年～1998 年　英国オックスフォード大学医学部博士課程留学
移植免疫学で Doctor of Philosophy（DPhil）取得
1998 年～　帝京大学医学部に勤務
2002 年　帝京大学医学部博士課程指導教授（外科学，移植免疫学，東洋医学）
2013 年　イグノーベル医学賞
2020 年　新見正則医院開設

専　門　消化器外科，血管外科，移植免疫学，労働衛生コンサルタント，日本スポーツ協会公認スポーツドクター，セカンドオピニオンのパイオニアとしてテレビ出演多数．漢方医学は松田邦夫先生（東大S29 年卒）に学ぶ．
趣　味　トライアスロン，中国語，愛犬ビジョンフリーゼ

土倉潤一郎　Junichiro Dokura, MD

2003 年　福岡大学医学部医学科卒業
2003 年　聖マリア病院
2005 年　九州厚生年金病院　循環器内科
2010 年　麻生飯塚病院漢方診療科，松口循環器科内科医院（訪問診療）
2017 年　土倉外科胃腸科医院副院長
2018 年　土倉内科循環器クリニック院長

専　門　日本東洋医学会 漢方専門医・指導医（研修施設），日本在宅医学会 認定専門医（研修施設），総合内科専門医，日本循環器学会　循環器専門医，心臓リハビリテーション指導士，プライマリケア認定医
趣　味　水泳

©2024　　第 1 版発行　2024 年 5 月 28 日

フローチャート在宅医療漢方薬
選ばれるクリニックになるために！

（定価はカバーに表示してあります）

著者　土倉潤一郎・新見正則

検印省略

発行者　林　峰　子
発行所　株式会社 新興医学出版社
〒113-0033　東京都文京区本郷6丁目26番8号
電話　03(3816)2853　FAX　03(3816)2895

印刷　三報社印刷株式会社　ISBN978-4-88002-903-0　郵便振替　00120-8-191625